看護過程から理解する
看護診断

Nursing Diagnosis

滝島紀子 著

丸善出版

は　じ　め　に

　このたび『看護過程から理解する看護診断　改訂3版』を刊行することになりました。初版の刊行は、2012年8月で、執筆のきっかけは、看護診断を取り入れる施設が年々増えている現状において、「電子カルテの導入に伴って看護診断を取り入れることになったが、うちの病院では看護診断を使いこなせるのだろうか」「近々、電子カルテが導入されるため、看護診断の勉強会をしようと思うが、どこから手をつけていいのかわからない」「現在、看護診断を使っているが、今のような使い方でいいのだろうか」……などの「看護診断」に関する不安や疑問をよく耳にすることから生じた"看護過程がわかれば「看護診断」は容易にできる"ということを多くの方に伝えたいという強い思いでした。

　今回の執筆においてもこの思いは変わらず、『NANDA-I 看護診断 定義と分類 2018-2020 原書第11版』の変更点に合わせて修正・一部加筆を行いました。

　したがって、改訂3版の執筆の目的も、初版同様、本書をお読みいただくことによって"看護過程がわかれば「看護診断」は容易にできる"という実感を得られるようにすること、"看護診断の考え方は＜これ＞でいいんだ"という確信を得られるようにすること、その結果、「看護診断」に対する不安や疑問が払拭されることです。

　この目的を達成するために、本書の構成を「第1章　看護診断の考え方」では、看護問題（自分の言葉で看護問題状態・状況を明示する場合）と看護診断（看護診断名で看護問題状態・状況を明示する場合）の比較から看護診断の概要について、「第2章　看護過程の確認」では、看護診断を行うさいに重要になる看護過程のアセスメント段階と診断段階に焦点をあてて、それぞれの段階における手続きについて、「第3章　看護診断の理解」では、看護診断を行うさいに知っておく必要のある基礎的・基本的なことがらについて、「第4章　看護診断の実際」では、第3章で述べた看護診断についての基礎的・基本的なことがらを受けて、実際に看護診断を行うときはどのように行うのかがわかるよういくつかの事例に対する看護診断プロセスの提示という4部構成にしました。

　上記の構成から明らかなように、本書は、第1章から第4章まで順次読み進んでいただくことで、上記の目的が達成できるようになっています。

　本書が、「看護診断」に対する不安や疑問を払拭するうえでお役に立てば幸いに思います。
　最後に、改訂3版の刊行にあたって、多大なるご支援をいただきました丸善出版株式会社の長見裕子氏はじめ、ご協力いただいた方々に深く深く感謝いたします。

　　2019年　向春

　　　　　　　　　　　　　　　　　　　　　　　　　　　　　　滝　島　紀　子

目　　次

第1章　看護診断の考え方　　*1*

第2章　看護過程の確認　　*11*

1　看護過程の概要────────────────────────────────*11*
　　1）看護過程とは　　*11*
　　2）看護過程の構成要素　　*12*
　　3）看護過程の構成要素の関係　　*13*
2　「アセスメント」→「診断」における思考プロセス────────────*14*
　　1）「アセスメント」における手続き　　*15*
　　2）「診断」における手続き　　*47*

　　第2章のまとめ　　*50*
　　本章のポイント／確認問題／確認問題の解答

第3章　看護診断の理解　　*53*

1　看護過程と看護診断────────────────────────────*53*
　　1）看護過程のなかの看護診断の位置づけ　　*53*
　　2）看護診断とは何か　　*54*
　　3）NANDA-I 看護診断の種類（タイプ）　　*56*
　　4）NANDA-I 看護診断の表現方法　　*59*
　　5）看護診断名を用いる意義　　*61*
　　6）「看護問題」として問題を明確にするプロセスと
　　　　「看護診断」として問題を明確にするプロセスの共通点と相違点　　*69*
2　看護診断プロセスを理解するうえで必要となる知識────────────*71*
　　1）NANDA-I 看護診断を説明するさいの要素　　*71*
　　2）NANDA-I 看護診断を説明するさいの要素の定義　　*73*

　　　　3）看護診断を行うさいのNANDA-I看護診断の要素の活用方法　75
3 看護診断のプロセス ――――――――――――――――――――――――――――84
　　　1）看護診断プロセス　84
　　　2）入院時の看護診断プロセス　91
　　　3）入院中に生じた援助が必要と思われる対象の状態・状況に対する看護診断プロセス　94
4 妥当性の高い看護診断を行うためのポイント ―――――――――――――――――97
　　　1）妥当性の高い看護診断を行うためのアセスメントのポイント　97
　　　2）妥当性の高い看護診断を行う必要性　107
5 看護診断名を理解するためのポイント ――――――――――――――――――――109
　　　1）多軸システム　109
　　　2）領域・類・看護診断の関係　119

　　第3章のまとめ　122
　　本章のポイント／確認問題／確認問題の解答

第4章　看護診断の実際　　　　　　　　　　　　　　　　　　　　　　　　　　　*129*

1 入院時の看護診断プロセス ―――――――――――――――――――――――――129
　　　1）事例1-1　129　　　2）事例1-2　137　　　3）事例1-3　145
2 入院中に生じた援助が必要と思われる対象の状態・状況に対する看護診断プロセス ――154
　　　1）事例2-1　154　　　2）事例2-2　157　　　3）事例2-3　159
　　　4）事例2-4　161　　　5）事例2-5　163　　　6）事例2-6　165

付録1　看護診断の自己学習方法　　　　　　　　　　　　　　　　　　　　　　　*167*

1 「看護診断事例」を活用して行う場合 ――――――――――――――――――――167
2 「病棟の記録」を活用して行う場合 ―――――――――――――――――――――169

付録2　看護診断における中範囲理論の有用性　　　　　　　　　　　　　　　　　*172*

索　　引　　　　　　　　　　　　　　　　　　　　　　　　　　　　　　　　　*177*

第1章
看護診断の考え方

「看護診断」に対してどのようなイメージをもっていますか？
"看護診断は難しそうだ"というイメージをもっていませんか？
"難しそうだ"と感じている人でも、現段階において、対象に対しての援助の必要性、すなわち「看護問題」を明らかにできていれば、「看護診断」は容易にできます。なぜならば、"看護実践において「看護問題」を明らかにできている"ということは、看護過程の「アセスメント」「診断」ができているということであり、これができていれば、「看護診断」は容易にできるからです。

このことを、看護実践を行うさいの根底にある思考プロセスで確認してみましょう。

看護実践を行うさいの根底にある思考プロセスは「看護過程」ですが、この「看護過程」を活用して「看護問題」を明らかにするためには、「アセスメント」の考え方、「アセスメント」を受けての「看護問題」の考え方をわかっている必要があります。「看護診断」を行うさいも「看護過程」を活用して「看護問題」を明らかにするさいの「アセスメント」の考え方、「アセスメント」を受けての「看護問題」の考え方をわかっている必要があり、ここまでは、「看護問題」も「看護診断」も考え方は同じです。違いは、「アセスメント」で明らかになった「看護問題」の表現を自分の言葉ではなく、「看護診断」においては、「看護診断名」を用いて表現するということです。

もう少し具体的にいうと、看護過程は「アセスメント」→「診断」→「計画」→「実施」→「評価」という5つの要素で構成されています（図1・1）。このなかの「アセスメント」段階の最初に行う「データ収集」から、「看護問題の決定」までの一連の思考プロセスがわかっていれば、「看護診断」の思考プロセスは理解できているということになり、これがわかっていれば「看護診断」は容易にできます。

ここで、看護診断の思考プロセス（図1・2）をみてみると、「アセスメント」を受けての「看護診断」であり、この思考プロセスは「アセ

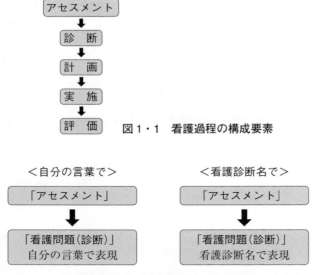

図1・1 看護過程の構成要素

図1・2 「看護問題」を"自分の言葉で"表現するときと"看護診断名で"表現するときの思考プロセス

スメント」を受けての「看護問題(診断)」と大きな違いはありません。違いは「看護問題」の表現方法だけです。

「看護診断」の場合の「看護問題」の表現は、「自分の言葉」ではなく「看護診断名」という共通言語を用いて表現するというだけのことなのです。

このことを卑近な事例でみてみましょう(表1・1)。

表1・1で用いられている表記「② 看護問題」は、「① 対象の状態・状況」に対して「看護問題の明確化を図る」さいに表現していると思われる表現例です。

また「③ 看護診断」は、「① 対象の状態・状況」に対して「看護問題の明確化を図る」さいに表現していると思われる表現例(「② 看護問題」)を看護診断名を用いて表現したときの表現です。

さらに、「④ 看護診断の定義」は、「① 対象の状態・状況」に対して「看護問題の明確化を図る」さいに表現していると思われる表現例を「③ 看護診断」として看護診断名を用いて表現したときの「看護診断名」が指し示す対象の状態・状況(「看護診断名」の定義[*])です。言葉を換えると、対象のどのような状態・状況をどのような「看護診断名」で表現するのかということです。

したがって、表1・1をみるときは、まず事例ごとに「① 対象の状態・状況」→「② 看護問題」→「③ 看護診断」→「④ 看護診断の定

[*] 「看護診断名」の定義については、p.73 表3・13を参照

表1・1 「看護問題」の表現例と「看護診断」の表現

① 対象の状態・状況	② 看護問題	③ 看護診断	④ 看護診断の定義[†]
事例1 長期間の臥床によって仙骨部に糜爛が生じてしまった状態	褥瘡	皮膚統合性障害	表皮と真皮の両方またはどちらか一方が変化した状態[1)]
事例2 治療に伴うベッド上安静によって、下肢の筋力が低下してしまい、歩行時にふらつきがある状態	転倒の可能性	転倒転落リスク状態	転倒や転落が発生しやすく、身体的危害を引き起こし、健康を損なうおそれのある状態[2)]
事例3 開胸術による術後の創部痛のために咳嗽が弱く、痰を出すことができないことによって気管・気管支に痰が貯留している状態	喀痰喀出困難	非効果的気道浄化	きれいな気道を維持するために、分泌物または閉塞物を気道から取り除くことができない状態[3)]
事例4 入院後に生じた落ち着きのなさ（点滴のルートを引っ張る、ベッド柵を越えて、ベッドから降りようとする）や認知機能の低下によって状況の認知ができなくなった状態（病院であることが認識できず、息子の名前を大声で呼ぶ）	せん妄	急性混乱	短期間に発症する、意識、注意、認知、知覚の可逆的障害で、持続期間が3カ月未満の状態[4)]
事例5 治療に伴うベッド上絶対安静によって全身の筋力が低下し、絶対安静の解除後に、ベッド上で自力で自由に動くことが困難になった状態	ベッド上での自力体動困難	床上移動障害	床上での、ある体位から別の体位への、自力動作に限界のある状態[5)]
事例6 入院前は毎日排便があったが、入院後は3～4日に1回のコロコロ便になり、緩下剤を内服しないと出にくい状態	便秘	便秘	通常の排便回数が減り、排便困難や不完全な便の排出や、非常に硬く乾燥した便の排出を伴う状態[6)]
事例7 糖尿病の合併症である糖尿病性腎症により人工透析を行うことが決定してから、落ち着きがなくなり、看護師に何度も人工透析について訊いてくるとともに、眠れない・食欲がないなどの訴えが多くなった状態	不安	不安	自律神経反応を伴う、漠然として不安定な不快感や恐怖感（本人に原因は特定できないかわからないことが多い）で、危険の予感によって生じる気がかりな感情。身に降りかかる危険を警告する合図であり、脅威に対処する方策を講じさせる[7)]

[†] 出典：T. ヘザー・ハードマン、上鶴重美 編、"NANDA-I 看護診断—定義と分類 2018-2020"、医学書院(2018)、[1)] p.515、[2)] p.496、[3)] p.487、[4)] p.311、[5)] p.260、[6)] p.231、[7)] p.403.

義」という順にみていき、次に「① 対象の状態・状況」と「④ 看護診断の定義」をつき合わせてみてみると、「看護診断」は、今まで自分の言葉で表現していた対象の状態・状況を看護診断名を用いて表現すればよいだけのこと、ということがわかると思います。

このことから、先ほど述べたように、看護過程の「アセスメント」→「診断」と進み、「看護問題の明確化を図る」ことができれば、看護診断は容易にできるといえるのです。

では、看護診断とはこのようなものであるにもかかわらず、"難しそうだ"と感じてしまうのはなぜなのでしょうか？ その要因をみてみましょう。

1つ目の要因としては、「看護診断」は何か特別な手続きを必要とするもの、「看護問題」とは全く異なる新たな考え方をするものなど「看護診断」に対する捉え方にあるのかもしれません。すなわち、「看護問題」と「看護診断」は全く別物という捉え方をすることよって"看護診断は難しそうだ"と感じてしまうのかもしれません。

2つ目の要因としては、看護診断名をみたときに、"言葉が難しくてどんなことを言っているのかわからない""言葉を理解しようとしても理解できない""今まで見たことも聞いたこともない言葉が並んでいてよくわからない""異和感のある言葉で、スムーズに頭に入らず、わかりにくい"など看護診断名に対する受け止め方にあるのかもしれません。

ここで、もう一度強調しておきます。看護過程は「アセスメント」→「診断」→「計画」→「実施」→「評価」という要素で構成されます。「アセスメント」を経て「診断」へと進み、「看護問題の明確化を図る」ことができれば、「看護診断」は容易にできます。

つまり、「看護問題」と「看護診断」は別物ではなく、同じようなものなのです。違いは、図1・2、表1・1に示したように「看護問題の明確化を図る」さいに、自分の言葉で表現するのか、看護診断名を用いて表現するのか、ということだけなのです[*1]。

また、看護診断名については、看護診断名の理解の仕方[*2]がわかれば、看護診断名に対する理解は容易になり、しだいに看護診断名に馴染んでいきます。

このようなことから、多くの場合、看護診断を実際に行ってみると、"看護診断は難しそう"と思っていたけど、"そうでもない"と思うようになり、しだいに「看護診断」に馴染んでいくようです。

ここで、筆者が看護診断を学ぶ学生や看護師とかかわるなかで推察

[*1]
「看護問題」と「看護診断」の違いについては、p.69 "6)「看護問題」として問題を明確にするプロセスと「看護診断」として問題を明確にするプロセスの共通点と相違点"を参照

[*2]
看護診断名の理解の仕方については、p.109 "1) 多軸システム"を参照

① 看護診断って難しそうと思っている段階
　↓　〈看護診断とは何かがわかる〉と
② 看護診断をしてみようと思っている段階
　↓　〈よくみられる対象の問題状態・状況を看護診断してみる〉と
③ 看護診断ができそうだと思っている段階
　↓　〈よくみられる対象の問題状態・状況を看護診断でどんどん表現してみる〉と
④ 看護診断は思っていたほど難しくないと思っている段階
　↓　〈類似している看護診断があることに気づき、類似している看護診断の判別を意識するようになる〉と
⑤ 看護診断は簡単だと思っていたが、意外に難しいと感じている段階
　↓　〈『NANDA-I 看護診断 分類法Ⅱ』をよくみるようになる〉と
⑥ 看護診断の指し示す対象の状態・状況をもっとよく理解したいと思っている段階
　↓　〈看護診断に関して『NANDA-I 看護診断』以外の本で調べるようになる〉と
⑦ おおよそ看護診断ができるようになったと思っている段階
　↓　〈自分の行った看護診断にやや自信がないため、よりいっそう看護診断に関して『NANDA-I 看護診断』以外の本で調べるようになる〉と
⑧ 妥当性の高い看護診断ができるようになったと思っている段階

図1・3　「看護診断」に馴染んでいくプロセス

した「看護診断に馴染んでいくプロセス(看護診断に取り組み始めてから妥当性の高い看護診断ができるようになるまでの看護診断に対する認識段階)」を図1・3に示します。学生であっても看護師であっても、図の④に短期間で到達します。では、学生と看護師の看護診断に対する④への到達過程をみてみましょう。

　学生の場合は、授業で看護診断の概念(看護診断とはどのようなものか)を学び、学内での事例演習や臨地実習で意識的に看護診断を行うことによって、在学中に到達します。

　看護師の場合は、学生時代に看護診断を学んでいなかったとしても、病院の研修で看護診断の概念を学び、病棟での事例検討や日々の看護実践で意識的に看護診断を行うことで、数カ月で到達します。

このように ① から ④ へ短期間で到達できるのは,「看護診断」は難しいものではないからです。

具体的にいうと,冒頭でも述べたように,看護過程の「アセスメント」段階でアセスメントを行い,「診断」段階で「看護問題」を明らかにすることができていれば,看護診断を行うさいの根幹部分の考え

事例 1 「看護問題」の考え方と「看護診断」の考え方の比較

事例　A さん　65 歳女性

〈疾病経過〉
　散歩中,走ってきた自転車を避けようとして転倒し,右大腿骨頸部骨折のため,現在,直達牽引を行っている。

〈入院前の生活〉
　毎日,早朝 30 分ほど犬と散歩をしていた。また,同居の長男夫婦が共働きのため,夕食の準備はしばしば A さんが行っていた。

〈現在の状態〉
　入院前は食べ物の好き嫌いはなく,1 日 3 回の食事は規則的にきちんと摂取していたが,今は"空腹感がない""仰向けのまま胸部に食事トレーを置いて食べるのは食べにくい"とのことで,入院前の半分を摂取するのがやっとの状態である。
　飲水に関しては,入院前はみそ汁やお茶が大好きで,みそ汁は 1 日 3 回の食事のときは必ず飲み,お茶は朝の散歩から帰ったとき,朝食後,10 時頃,昼食後,15 時頃,夕食後,入浴後にはたいてい湯飲み 1 杯 (100 mL ぐらい) 飲んでいた。しかし,現在は,"仰向けのままだとみそ汁をこぼしそうであまり飲めない"と言っており,お茶は,朝食後,昼食後,夕食後に看護師が配るお茶以外は飲んでいない。お茶も"仰向けのままだとこぼしそうであまり飲めない"と言っている。
　排尿は,入院前は 1 日 6〜7 回あったが,現在は 4〜5 回に,また排便は,入院前は 1 日 1 回朝食後にあったが,現在は下剤を使わないと何日も出ない状態になっている。まれに,下剤を使わずに排便があったとしてもコロコロした硬い便であり,"便を出すときは,かなりいきまないと出ないのよ""入院前は,和式トイレを使用していたけど,今は寝たままのため出しにくい"と言っている。

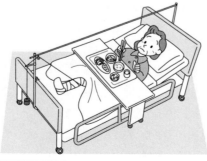

方がすでにわかっているといえ、この根幹部分さえわかっていれば、あとはこの根幹部分に「看護診断の概念(看護診断とはどのようなものか)」を取り込むだけで「看護診断」はできるからです。

ここで、「アセスメント」→「診断」の考え方がわかっていれば看護診断ができることを簡単な事例でみてみましょう(事例1)。

事例1 「看護問題」の考え方と「看護診断」の考え方の比較(つづき)

「看護問題」の考え方

「アセスメント」

〈データ収集〉
排便状態に関するデータ：
・入院前は1日1回朝食後にあった排便が、下剤を使わないと何日も出ない状態
・下剤を使わずに排便があったとしてもコロコロした硬い便
・便を出すときは、かなりいきまないと出ない

排便状態に影響を及ぼしていると考えられるデータ：
・入院前は毎朝30分ほど散歩したり、夕食の準備をしたり活動していたが、現在は牽引中で動けないためほとんど活動をしていない
・"空腹感がない""仰向けのまま胸部に食事トレーを置いて食べるのは食べにくい"ことにより、入院前の半分を摂取するのがやっとの状態
・入院前は、1日3回の食事のときにみそ汁を飲み、お茶は朝食後、10時頃、昼食後、15時頃、夕食後、入浴後に湯飲み1杯(100 mL ぐらい)飲んでいたが、現在は、みそ汁やお茶はほとんど飲んでいない
・入院前は和式トイレで排便をしていたが、現在は仰臥位
・現在の排便動作が仰臥位

〈データ分析〉
看護問題の明確化：
　"入院前は1日1回朝食後にあった排便が、下剤を使わないと何日も出ない状態"が続いており、"下剤を使わずに排便があったとしてもコロコロした硬い便"で"便を出すときは、かなりいきまないと出ない状態"になっている。以上のことから「便秘」が問題と考えられる。

看護問題「便秘」に影響を及ぼしていると考えられる要因(原因)の明確化：
　「便秘」を引き起こした要因としては、"入院前は毎朝30分ほど散歩したり、夕食の準備をしたり活動していたが、現在は牽引中で動けないためほとんど活動をしていない"ことによる活動量の低下、"空腹感がない・仰向けのまま胸部に食事トレーを置いて食べるのは食べにくい"ことにより、入院前の半分を摂取するのがやっとの状態による食事摂取量の低下、"入院前は、1日3回の食事のときにみそ汁を飲み、朝食後、10時頃、昼食後、15時頃、夕食後、入浴後に湯飲み1杯(100 mL ぐらい)飲んでいたが、現在は、みそ汁やお茶はほとんど飲んでいない"ことによる飲水量の低下、"入院前は和

つづく

事例1　「看護問題」の考え方と「看護診断」の考え方の比較(つづき)

「看護問題」の考え方(つづき)

式トイレで排便をしていたが、現在は仰臥位"ということによる排便動作の変化、"現在の排便動作が仰臥位"ということによる腹圧のかけにくさが考えられる。

「診断(看護問題)」

例）・活動量の低下　　　に関連した　便秘
　　・食事摂取量の低下　に関連した　便秘
　　・飲水量の低下　　　に関連した　便秘
　　・排便動作の変化　　に関連した　便秘
　　・腹圧のかけにくさ　に関連した　便秘

「便秘」に一番影響を及ぼしていると考えられる要因(原因)を「原因の句」にあげて看護問題を明示する。どの要因を「便秘」に一番影響を及ぼしていると考えるかによって、上記のように「診断(看護問題)」の「原因の句」は異なる。

「看護診断」の考え方*

「アセスメント」

〈データ収集〉
　「看護問題」の考え方と同じ

〈データ分析〉
　「看護問題」の考え方と同じ

「診断(看護診断)」

〈診断仮説の設定〉
　「入院前は1日1回朝食後にあった排便が、下剤を使わないと何日も出ない状態」が続いており、「下剤を使わずに排便があったとしてもコロコロした硬い便」で「便を出すときは、かなりいきまないと出ない状態」になっている。以上のことから「看護診断」は「便秘」と考えられる。

〈診断仮説の検討〉
〈診断仮説の設定〉をしたAさんの状態と看護診断「便秘」の定義の一致の検討：

〈診断仮説の設定〉をしたAさんの状態	看護診断「便秘」の定義†
入院前は1日1回朝食後にあった排便が、下剤を使わないと何日も出ない状態が続いており、下剤を使わずに排便があったとしてもコロコロした硬い便で、便を出すときは、かなりいきまないと出ない状態	通常の排便回数が減り、排便困難や不完全な便の排出や、非常に硬く乾燥した便の排出を伴う状態

↓
Aさんの状態と看護診断「便秘」の定義はほぼ一致している

---

*
看護診断プロセスについては、p.84 "1）看護診断プロセス"、p.94 "3）入院中に生じた援助が必要と思われる対象の状態・状況に対する看護診断プロセス"を参照

事例1 「看護問題」の考え方と「看護診断」の考え方の比較(つづき)

〈診断仮説の設定〉をしたAさんの状態と看護診断「便秘」の診断指標の一致の検討：

〈診断仮説の設定〉をしたAさんの状態	看護診断「便秘」の診断指標[†]
・入院前は1日1回朝食後にあった排便が、下剤を使わないと何日も出ない状態	排便回数の減少
・下剤を使わずに排便があったとしてもコロコロした硬い便	硬い有形便
・便を出すときは、かなりいきまないと出ない状態	排便時にいきむ

↓

Aさんの状態と看護診断「便秘」の診断指標は複数一致している

「便秘」に影響を及ぼしていると考えられる要因(原因)と看護診断「便秘」の関連因子(「便秘」に影響を及ぼしていると考えられる要因)の一致の検討：

「便秘」に影響を及ぼしていると考えられる要因	看護診断「便秘」の関連因子[†]
・入院前は毎朝30分ほど散歩したり、夕食の準備をしたり活動していたが、現在は牽引中で動けないためほとんど活動をしていないことによる活動量の低下	1日の平均的な身体活動量が性別・年齢別の推奨以下
・空腹感がない・仰向けのまま胸部に食事トレーを置いて食べるのは食べにくいことにより、入院前の半分を摂取するのがやっとの状態による食事摂取量の低下	食習慣の変化
・入院前は、1日3回の食事のときにみそ汁を飲み、朝食後、10時頃、昼食後、15時頃、夕食後、入浴後にお茶を湯飲み1杯(100mLぐらい)飲んでいたが、現在は、みそ汁やお茶はほとんど飲んでいないことによる飲水量の低下	水分摂取不足
・入院前は和式トイレで排便をしていたが、現在は仰臥位ということによる排便動作の変化	最近の環境変化
・現在の排便動作が仰臥位ということによる腹圧のかけにくさ	最近の環境変化

↓

Aさんの便秘の要因(原因)と看護診断「便秘」の関連因子は一致している

〈診断仮説の設定〉をしたAさんの状態と看護診断「便秘」の定義の一致が確認され、〈診断仮説の設定〉をしたAさんの状態と看護診断「便秘」の診断指標が一致、Aさんの便秘の原因と看護診断「便秘」の関連因子が一致したためAさんの状態は看護診断「便秘」となる

[†] 出典：T. ヘザー・ハードマン、上鶴重美 編、"NANDA-I看護診断―定義と分類 2018-2020"、医学書院(2018)、pp.231-232.

どうですか？　事例1より図1・3の「看護診断」に馴染んでいくプロセス（看護診断に取り組み始めてから妥当性の高い看護診断ができるようになるまでの看護診断に対する認識段階）の①から②へ移行しましたか？　②まできたら、あとは、今まで「看護問題」として自分の言葉で表現していた対象の状態・状況を看護診断名を用いてどんどん表現し、看護診断に馴染んでいくとよいです。

　しかし、看護診断に馴染んでいくためには、看護過程の5つの構成要素の中の「アセスメント」→「診断」の思考プロセスの確認と看護診断についての若干の知識が必要になります。

　そこで、第2章では、「看護過程の確認」として看護過程の概要と「アセスメント」→「診断」の思考プロセスについて、第3章では、「看護診断の理解」として看護診断を行うさいに必要となる知識について、第4章では、「看護診断の実際」についてみていくことにします。

第2章
看護過程の確認

本章では、看護過程の概要と「アセスメント」→「診断」の思考プロセスの確認をしていきます。

1 看護過程の概要

1 看護過程とは

まずは「看護過程」とは何かを確認してみましょう。

看護過程とは、「看護を実践するための思考を導くプロセス」です。言い換えると、「看護実践は、どのように考えてどのように行うのかを示しているもの」です。ここで、事例を用いて看護過程の基本的な考え方を確認してみましょう（事例2）。

事例2　看護実践と看護過程の構成要素の関係

事例	Aさん　78歳女性

変形性膝関節症によって、人工関節置換術を3日後に予定しているAさんは、入院後の毎食の食事摂取量は3割ぐらいになっている。このような状態に対して、AさんのプライマリーナースであるB看護師は"もう少し食事摂取量を増やそう"と考えた。そこで、B看護師は、次のような思考プロセスを辿ってAさんの食事の援助を行った。

B看護師の思考プロセス	看護過程の構成要素
まず、Aさんの栄養摂取に関するSデータ、Oデータを収集し、収集したデータからAさんの栄養摂取に関してどのようなことがいえるのかを明らかにした。 その結果、BMIはやや低値、栄養状態を示す検査データも入院前より低下しており、現在は、基準値よりやや低値であることから、Aさんの食事摂取量は少ないことがわかった。 そして、"どんな要因(原因)でAさんの食事摂取量は少なくなっているのだろう"と、食事摂取量が少なくなっている要因(原因)を考えた。	「アセスメント」

Sデータ：主観的(subjective)データ。
Oデータ：客観的(objective)データ。
BMI：body mass indexの略。

つづく

事例2　看護実践と看護過程の構成要素の関係(つづき)

B看護師の思考プロセス	看護過程の構成要素
上記の内容を受けて、問題の構造化を図り、看護問題を明らかにした。	「診　断」
次に、看護問題を受けて、まずは"毎食の食事摂取量がどのくらいになることを目標とするのか"という看護目標を設定した。 　そして、この設定した看護目標を達成するためにどのような援助を行ったらよいのかという基本的な援助の方向性を、食事摂取量が少なくなっている要因(原因)を受けて考えた。 　その結果、要因(原因)に対する基本的な援助の方向性が明らかになったため、次は、基本的な援助の方向性を受けて、具体的な援助内容をAさんの個別性を考慮して決定した。 　そして、決定した内容はOP(観察計画)・TP(治療計画)・EP(指導計画)で明示した。	「計　画」
その後、具体的な援助内容に基づいて実施した。	「実　施」
実施後は、設定した看護目標が達成できたかどうかをみた。	「評　価」

2　看護過程の構成要素

　次は、看護過程の構成要素を確認してみましょう。先ほど述べたように看護過程とは「看護を実践するための思考を導くプロセス」で、このプロセスは、図1・1に示した「アセスメント」→「診断」→「計画」→「実施」→「評価」という5つの要素で構成されています。

　5つの要素で構成されている看護過程を活用するさいの強調点は、「アセスメント」を受けて「診断」、「診断」を受けて「計画」、「計画」を受けて「実施」、「実施」を受けて「評価」という順序を踏んでいくということです(図2・1)。すなわち、前の段階を受けて次の段階へ、前の段階を受けて次の段階へ……、と一連の過程として進んでいくということです。したがって、「アセスメント」を経ずに「診断」へ進んだり(看護問題が明らかになったり)、「アセスメント」→「診断」を経ずに「計画」へ進んだり(解決策が立案されたり)することはありません。

　もし、「アセスメント」を経ずに直感的にまたは直観的に看護問題の目星がついたとしても、目星のついた看護問題はいったんおいておき、「アセスメント」に戻って「アセスメント」の手続きを踏み、改めて「看護問題の明確化を図る」必要があります。

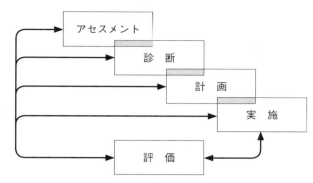

図2・1　看護過程の構成要素の相互関係

出典：R. アルファロ・ルフィーヴァ 著、江本愛子 監訳、"基本から学ぶ看護過程と看護診断 第4版"、医学書院(2000)、p. 9.

　なぜなら「アセスメント」の手続きを踏んで対象の状態・状況を明らかにした結果、"目星のついた看護問題"と同じ看護問題になった場合は、その"目星のついた看護問題"の妥当性は高かったということになりますが、「アセスメント」の手続きを踏み、次の「診断」で改めて看護問題を明らかにすると、"目星のついた看護問題"とは異なる看護問題になることがあるからです。

　このことより、看護過程の活用においては、「アセスメント」→「診断」→「計画」→「実施」→「評価」という順序を踏むことがいかに重要であるかがわかります。

3　看護過程の構成要素の関係

　ここで、看護過程の構成要素の相互関係(図2・1)をもう少し詳細にみてみましょう。

　「アセスメント」→「診断」の関連は、「アセスメント」段階でのデータ収集・データ分析の結果を受けて、「診断」段階で看護問題を明確にします。

　「診断」→「計画」の関連は、「診断」段階での看護問題を受けて「計画」段階で看護問題の優先順位の決定、看護問題に対する看護目標の設定(＝期待される結果の明示)、看護問題に対する解決策の立案を行います。

　「計画」→「実施」の関連は、「計画」段階での看護問題に対する解決策の立案を受けて、「実施」段階で看護援助を行います。

　「実施」→「評価」の関連は、「実施」段階で行った看護援助を受け

て、「評価」段階で看護援助の結果、対象の状態・状況はどうなったのかを明らかにし、ここで明らかになった対象の状態・状況と看護問題に対して設定した看護目標の状態・状況をつき合わせることによって、看護目標の達成度を判断します。その結果、看護目標が達成されたと判断したときは、この状態・状況を"問題解決"としてよいのか、"もう少し強化していく必要がある"とした方がよいのかを判断します。

一方、看護目標が達成されていないと判断したときは、「計画」の妥当性の検討を行います。その結果、計画の修正が必要と判断されたときは、「計画」の修正を行い、次回は、修正した計画に基づいて、看護援助を行います(時には「アセスメント」や「診断」の妥当性も検討し、その結果、修正が必要と判断されたときは、「アセスメント」や「診断」の修正を行い、次回は修正した内容での看護援助を行います)。看護援助を行ったら、対象の状態・状況はどうなったのかを明らかにし、ここで明らかになった対象の状態・状況と設定した看護目標の状態・状況をつき合わせることによって、看護目標の達成度を判断します。その結果、看護目標が達成されたと判断したときは、さらにこの状態・状況を"問題解決"としてよいのか、もしくは"もう少し強化していく必要がある"とした方がよいのかを判断します。このように「評価」で行った評価結果を受けてのフィードバックは、「診断」で明らかになった看護問題が解決されるまで繰り返し行っていきます。

以上のことから明らかなように看護過程の「アセスメント」「診断」「計画」「実施」「評価」という構成要素の関係における強調点は、いつも始まりは「アセスメント」であること、「アセスメント」を受けて「診断」、「診断」を受けて「計画」、「計画」を受けて「実施」、「実施」を受けて「評価」という順序で進めていくということです。

2 「アセスメント」→「診断」における思考プロセス

前述したように看護過程の5つの構成要素のなかで看護診断を行うさいの根幹部分は、「アセスメント」→「診断」です。そのため、「アセスメント」の最初に行うデータ収集から、「診断」の最後に行う「看護問題の明確化を図る」という「データ収集」から「"看護問題"決定」までの一連の思考プロセスがわかっていれば、看護診断は容易にできます。

そこで、次では、「アセスメント」→「診断」における思考プロセスを確認していきましょう。

1 「アセスメント」における手続き

「アセスメント」における手続きの確認の前に、まずは「アセスメント」の定義を確認してみましょう。

「アセスメント」とは、「看護過程の最初の段階であり、対象の状態・状況を明らかにするうえで必要なデータを目的的・系統的に収集し、収集したデータを分析することによって対象の状態・状況についての結論を導くこと」です。

上記の定義から明らかなように、「アセスメント」には、「データ収集の段階」「データ分析の段階」という2つの段階があります(表2・1)。

表2・1 アセスメントの2つの段階

データ収集の段階	対象の状態・状況を明らかにするうえで必要なデータを目的的・系統的に収集する
データ分析の段階	収集したデータを分析することによって対象の状態・状況についての結論を導く

そこで次では、「データ収集の段階」と「データ分析の段階」それぞれの段階における手続きを確認してみましょう。

a. 「データ収集の段階」における手続き

「アセスメント」の定義から明らかなように、アセスメントの目的は、対象の状態・状況についての結論を導くこと、すなわち、対象の状態・状況を明らかにすることです。この目的を達成するためには、どのようなデータをどのように収集するかが重要になります。「データ収集」で重要になることは、目的的・系統的にデータを収集すること、すなわち、目的的・系統的なデータ収集です。ここで、目的的・系統的なデータ収集とはどのようなデータ収集なのかを確認してみましょう。

◆ 目的的なデータ収集

目的的なデータ収集とは、データ収集の目的を明らかにして行う

データ収集のことです。言い換えると、対象のどんなことについて明らかにしたいのか、何について明らかにしたいのかを明確にして行うデータ収集のことです(表2・2)。このことより、データ収集は、対象のどんなことについて明らかにしたいのか、対象の何について明らかにしたいのかというデータ収集の目的を明確にして行う必要があるということになり、データ収集の目的は、「アセスメントの目的」ということになります。

ここで、「アセスメントの目的」とは何かをみてみると、前述したようにデータ収集の目的は"対象のどんなことについて明らかにしたいのか""対象の何について明らかにしたいのか"ということであるため、データ収集の目的とはアセスメントの目的ということができ、アセスメントの目的とは、アセスメントの焦点＝アセスメントの視点ということもできます。

したがって、データ収集の目的とは、アセスメントの目的＝アセスメントの焦点＝アセスメントの視点ということになります。

◆ 系統的なデータ収集

系統的なデータ収集とは、データ収集の目的(アセスメントの目的＝アセスメントの焦点＝アセスメントの視点)についての対象の状態・状況を明らかにするためのデータを重点的に収集することです(表2・2)。もう少し具体的にいうと、データ収集の目的についての対象の状態・状況を明らかにするためのデータに注目して、データ収集の目的、すなわち、対象のどんなことについて明らかにしたいのか、何について明らかにしたいのかという、明らかにしたいことが明らかになるためのデータを重点的に収集することです。

表2・2 目的的・系統的なデータ収集とは

目的的なデータ収集	データ収集の目的を明らかにして行うデータ収集のこと(どんなことについて明らかにしたいのか、何について明らかにしたいのかを明確にして行うデータ収集のこと)
系統的なデータ収集	データ収集の目的についての対象の状態・状況を明らかにするためのデータを重点的に収集すること

◆ 目的的・系統的なデータ収集

ここで、目的的・系統的なデータ収集とはどのようなことなのかを"目的的・系統的なデータ収集例"で確認してみましょう(表2・3)。

表2・3　目的的・系統的なデータ収集例

データ収集の目的	→	系統的なデータ収集
呼吸状態を明らかにする	→	・呼吸数 ・呼吸の深さ ・呼吸のリズム ・呼吸音 ・呼吸困難感の有無 ・パルスオキシメーターの値 ・表情（呼吸時の表情）など
栄養状態を明らかにする	→	・食事の回数 ・食事の摂取量 ・食事内容 ・食欲の有無 ・身長、体重　→　BMI ・皮膚の状態 ・栄養に関する検査データの値など

　表2・3から明らかなように、データ収集を行うさいは、データ収集に先立って、データ収集の目的を明確にする必要があります。

　なぜならば、データ収集を行うさいは、データ収集の目的についての対象の状態・状況を明らかにするためのデータを重点的に収集するため、データ収集の目的が明確になっていない場合は、何についてのデータを収集したらよいのかがわからないためデータを収集することができないからです。もう少し具体的にいうと、データ収集の目的が明確になっていない場合は、データを収集するさいの"よりどころ"がないためどんなデータを収集したらよいのかがわからず、データを収集することができないからです。

　表2・4に、データ収集の目的が明確になっているときと明確になっていないときのデータ収集における思考の違いを示します。

　このことから明らかなように、「データ収集」における手続きの順序は、

❶ **「データ収集の目的」の明確化**：対象のどんなことについて明らかにしたいのか＝対象の何について明らかにしたいのかというアセスメントの目的＝アセスメントの焦点＝アセスメントの視点の明確化

❷ **データ収集**：「データ収集の目的」についての対象の状態・状況を明らかにするためのデータの収集

ということになります（図2・2）。

表2・4 データ収集の目的が明確になっているときと明確になっていないときの思考の違い

データ収集の目的が明確になっているとき	
呼吸状態を明らかにする	呼吸状態を明らかにするためのデータを重点的に収集し、ここで収集したデータを分析して対象の呼吸状態を明らかにするという方向での思考になる。 (その結果、呼吸状態が明らかになる)
栄養状態を明らかにする	栄養状態を明らかにするためのデータを重点的に収集し、ここで収集したデータを分析して対象の栄養状態を明らかにするという方向での思考になる。 (その結果、栄養状態が明らかになる)
排泄状態を明らかにする	排泄状態を明らかにするためのデータを重点的に収集し、ここで収集したデータを分析して対象の排泄状態を明らかにするという方向での思考になる。 (その結果、排泄状態が明らかになる)
活動状態を明らかにする	活動状態を明らかにするためのデータを重点的に収集し、ここで収集したデータを分析して対象の活動状態を明らかにするという方向での思考になる。 (その結果、活動状態が明らかになる)
睡眠状態を明らかにする	睡眠状態を明らかにするためのデータを重点的に収集し、ここで収集したデータを分析して対象の睡眠状態を明らかにするという方向での思考になる。 (その結果、睡眠状態が明らかになる)
データ収集の目的が明確になっていないとき	
?(目的不明確)	どんなことを明らかにするのか(何について明らかにするのか)が不明なため、〈とりあえず〉目についたこと、対象や対象の家族が言ったことなどをデータとして収集する。収集したデータの分析においては、どんなことを明らかにするのか＝何について明らかにするのかが明確になっていないため、〈とりあえず〉収集したデータを前にデータをどのように分析したらよいのかがわからず、ここで思考が停止してしまう。 (その結果、対象の状態の把握は困難になる)

❶ 「データ収集の目的」の明確化：「対象のどんなことについて明らかにしたいのか」「対象の何について明らかにしたいのか」を明確にする

　　　⬇ この「データ収集の目的」を受けて

❷ データ収集：「データ収集の目的」についての対象の状態・状況を明らかにするためのデータを収集する

図2・2　データ収集における手続きの順序

ここまでで、データを収集するさいは、データ収集に先立って、データ収集の目的を明確にしておくことの重要性が明らかになりました。

そこで、次では、データ収集において、何がデータ収集を行うさいの目的になるのかを確認してみましょう。

◆ データ収集の目的

データ収集を行うさいの目的の確認においては、データ収集の目的として活用されることの多い、(1) ヘンダーソンの『看護の基本となるもの』、(2) ロイの『ロイ適応看護モデル』、(3) ゴードンの「機能的健康パターン」でみてみます。

(1) ヘンダーソンの『看護の基本となるもの』を活用してデータ収集を行う場合は、ヘンダーソンが人間の基本的欲求をみる視点として提示している14の視点が、データ収集の目的になります（表2・5）。

したがって、データ収集の目的は、「1　正常に呼吸する」から「14　"正常"な発達および健康を導くような学習をし、発見をし、あるいは好奇心を満足させる」まで14あるということになります。

表2・5　ヘンダーソンの『看護の基本となるもの』を活用したデータ収集の目的

1	正常に呼吸する
2	適切に飲食する
3	あらゆる排泄経路から排泄する
4	身体の位置を動かし、またよい姿勢を保持する（歩く、すわる、寝る、これらのうちのあるものを他のものへ換える）
5	睡眠と休息をとる
6	適切な衣類を選び、着脱する
7	衣類の調節と環境の調整により、体温を生理的範囲内に維持する
8	身体を清潔に保ち、身だしなみを整え、皮膚を保護する
9	環境のさまざまな危険因子を避け、また他人を傷害しないようにする
10	自分の感情、欲求、恐怖あるいは気分を表現して他者とコミュニケーションをもつ
11	自分の信仰に従って礼拝する
12	達成感をもたらすような仕事をする
13	遊び、あるいはさまざまな種類のレクリエーションに参加する
14	"正常"な発達および健康を導くような学習をし、発見をし、あるいは好奇心を満足させる

出典：ヴァージニア・ヘンダーソン 著、湯槇ます・小玉香津子 訳、"看護の基本となるもの"、日本看護協会出版会(2006)、p.25 より一部抜粋.

(2) ロイの『ロイ適応看護モデル』を活用してデータ収集を行う場合は、ロイが人間の適応状態をみる視点として提示している生理的様式の9つと心理社会的様式の3つを合わせて12の視点がデータ収集の目的になります（表2・6）。

したがって、データ収集の目的は、「1　酸素摂取」から「12　相互依存」まで12あるということになります。

表2・6　ロイの『適応看護モデル』を活用したデータ収集の目的

生理的様式
1　酸素摂取
2　栄　養
3　排　泄
4　活動と休息
5　防　衛
6　感　覚
7　体液・電解質および酸-塩基平衡
8　神経機能
9　内分泌機能

心理社会的様式
10　自己概念
11　役割機能
12　相互依存

出典：シスター・カリスタ・ロイ 著、松木光子 監訳、"ザ・ロイ適応看護モデル 第2版"、医学書院(2010)、pp.90-91より一部抜粋.

(3) ゴードンの「機能的健康パターン」を活用してデータ収集を行う場合は、ゴードンが人間の機能状態をみる視点として提示している11の視点がデータ収集の目的になります（表2・7）。

表2・7　ゴードンの「機能的健康パターン」を活用したデータ収集の目的

1	健康知覚-健康管理パターン	7	自己知覚-自己概念パターン
2	栄養-代謝パターン	8	役割-関係パターン
3	排泄パターン	9	セクシュアリティ-生殖パターン
4	活動-運動パターン	10	コーピング-ストレス耐性パターン
5	睡眠-休息パターン	11	価値-信念パターン
6	認知-知覚パターン		

出典：M. ゴードン 著、松木光子ら 訳、"看護診断 原著3版 その過程と実践への応用"、医歯薬出版(1998)、pp.391-392より一部抜粋.

したがって、データ収集の目的は、「1　健康知覚-健康管理パターン」から「11　価値-信念パターン」まで11あるということになります。

以上3つの例から明らかなように、データ収集の目的（アセスメントの目的＝アセスメントの焦点＝アセスメントの視点）になるのは、ヘンダーソン、ロイ、ゴードンなどの看護理論家の提示している対象をみる視点、すなわち看護理論家の提示しているアセスメントの視点ということになり、このような看護理論家の提示しているアセスメントの視点をアセスメントの枠組み（看護の概念枠組み）といいます。

このことから、アセスメントの枠組みとは、"看護の視点で対象をみるとは、どのような視点でみることなのかを示しているもの"ということになります。

ここまでで、データ収集の目的となるのは、看護理論家の提示している対象をみる視点＝アセスメントの視点、すなわち、アセスメントの枠組みであることが確認できました。

しかし、このようにアセスメントの枠組みがわかっただけでは目的的・系統的なデータ収集を行うことはできません。なぜなら、アセスメントの枠組みがわかったとしても、各アセスメントの枠組みは対象のどんな側面をみるのかがわかっていないと、各アセスメントの枠組みにおけるデータ収集ができないからです。

具体的にいうと、データ収集の目的となるアセスメントの枠組み名（例：ヘンダーソンであれば「14　"正常"な発達および健康を導くような学習をし、発見をし、あるいは好奇心を満足させる学習するのを助ける」、ロイであれば「10　自己概念」、ゴードンであれば「6　認知-知覚パターン」など）がわかったとしても、そのアセスメントの枠組みは、対象のどんなことを明らかにする枠組みなのか、対象の何を明らかにする枠組みなのか、すなわち、対象のどんな側面についての状態・状況を明らかにする枠組みなのかがわかっていないと、どのようなデータを収集したらよいのかがわからないためにデータ収集はできないからです。

◆　各アセスメントの枠組みの指し示す対象をみる側面をわかっていることの必要性

ここで、データ収集の目的となる各アセスメントの枠組みは対象のどんな側面についての状態・状況をみるのかがわかっていないとデー

タ収集ができないことを、先ほどのヘンダーソンの『看護の基本となるもの』、ロイの『ロイ適応看護モデル』、ゴードンの『機能的健康パターン』でみてみます。

　・ヘンダーソンの『看護の基本となるもの』のアセスメントの枠組みの場合

　ヘンダーソンの「14　"正常"な発達および健康を導くような学習をし、発見をし、あるいは好奇心を満足させる」というアセスメントの枠組みでは、このアセスメントの枠組みについて対象はどのような状態・状況にあるといえるのかを明らかにするためのデータを重点的に収集することになりますが、この枠組みは、対象のどんなことを明らかにする枠組みなのか、対象の何を明らかにする枠組みなのか、すなわち、対象のどんな側面についての状態・状況を明らかにする枠組みなのかが具体的にわかりますか？

　これがわからないと、「14　"正常"な発達および健康を導くような学習をし、発見をし、あるいは好奇心を満足させる」というアセスメント枠組みにおいてどのようなデータを収集したらよいのかがわからないために、このアセスメントの枠組みについてのデータを収集することはできません。

　この「14　"正常"な発達および健康を導くような学習をし、発見をし、あるいは好奇心を満足させる」とは、健康の維持・増進、疾病予防、健康の回復に関する学習であり、このアセスメントの枠組みでは、対象の「健康の維持・増進、疾病予防、健康の回復に関する欲求はどうかという側面をみる」ということになります。

　このように「14　"正常"な発達および健康を導くような学習をし、発見をし、あるいは好奇心を満足させる」というアセスメントの枠組みについての対象をみる側面がわかると、「14　"正常"な発達および健康を導くような学習をし、発見をし、あるいは好奇心を満足させる」についての対象の状態・状況を明らかにするためのデータを系統的に収集することが可能になります（表2・8）。

　・ロイの『ロイ適応看護モデル』のアセスメントの枠組みの場合

　ロイの「10　自己概念」というアセスメントの枠組みでは、このアセスメントの枠組みについて対象はどのような状態・状況にあるといえるのかを明らかにするためのデータを重点的に収集することになりますが、この枠組みは、対象のどんなことを明らかにする枠組みなの

表2・8 ヘンダーソンの「アセスメントの枠組み」と「収集されるデータ」例

アセスメントの枠組み	14 "正常"な発達および健康を導くような学習をし、発見をし、あるいは好奇心を満足させる
対象をみる側面	健康の維持・増進、疾病予防、健康の回復に関する欲求はどうか
収集されるデータ(例)	① 健康を維持・増進するために行っていること 　健康を維持・増進するうえで困難なこと ② 疾病の予防法に対する認識 　疾病の予防のために行っていること 　疾病予防行動をとるうえで困難なこと ③ 現在罹患している疾患についての認識 　現在罹患している疾患についての治療状況 　現在罹患している疾患に対して治療を実施していくことについての受け止め ④ 「14 "正常"な発達および健康を導くような学習をし、発見をし、あるいは好奇心を満足させる」に関しての「その他の問題」の有無 　「有」の場合はその内容

表2・9 ロイの「アセスメントの枠組み」と「収集されるデータ」例

アセスメントの枠組み	自己概念
対象をみる側面	自分のことを自分はどのように思ったり感じたりしているか
収集されるデータ(例)	① 自分の身体についての感覚 ② 自分の身体外観についての認識 ③ 自分についての知覚 ④ 現在の自分の状態・状況についての思い ⑤ 自分の価値についての認識 ⑥ 全般的な価値観 ⑦ 「10 自己概念」に関しての「その他の問題」の有無 　「有」の場合はその内容

か、対象の何を明らかにする枠組みなのか、すなわち、対象のどんな側面についての状態・状況を明らかにする枠組みなのかが具体的にわかりますか？

これがわからないと、「10 自己概念」というアセスメントの枠組みにおいてどのようなデータを収集したらよいのかがわからないため

に、このアセスメントの枠組みについてのデータを収集することはできません。

この「10　自己概念」とは、"個人がある時点で自分に対して抱く信念と感情の合成体"[1]であり、このアセスメントの枠組みでは、対象の「自分のことを自分はどのように思ったり、感じたりしているかという側面をみる」ということになります。

このように「10　自己概念」というアセスメントの枠組みについての対象をみる側面がわかると、「10　自己概念」についての対象の状態・状況を明らかにするためのデータを系統的に収集することが可能になります(表2・9)。

・ゴードンの「機能的健康パターン」のアセスメントの枠組みの場合

ゴードンの「6　認知-知覚パターン」というアセスメントの枠組みでは、このアセスメントの枠組みについて対象はどのような状態・状況にあるといえるのかを明らかにするためのデータを重点的に収集することになりますが、この枠組みは、対象のどんなことを明らかにする枠組みなのか、対象の何を明らかにする枠組みなのか、すなわち、対象のどんな側面についての状態・状況を明らかにする枠組みなのかが具体的にわかりますか？

これがわからないと、「6　認知-知覚パターン」というアセスメントの枠組みにおいてどのようなデータを収集したらよいのかがわからないために、このアセスメントの枠組みについてのデータを収集することはできません。

この「6　認知-知覚パターン」とは、"視覚、聴覚、味覚、触覚、嗅覚などの感覚の適切さ、および障害のために利用される代償、つまり人工装具が含まれる。妥当であれば、痛みの知覚に関する報告と痛みを管理する方法も含まれる。さらに、言語、記憶、意思決定というような認知機能の能力も含まれる"[2]であり、このアセスメントの枠組みでは、対象の「感覚器系の機能はどうか、認知機能はどうか、疼痛の知覚はどうかという側面をみる」ということになります。

このように「6　認知-知覚パターン」というアセスメントの枠組みについての対象をみる側面がわかると、「6　認知-知覚パターン」についての対象の状態・状況を明らかにするためのデータを系統的に収集することが可能になります(表2・10)。

表2・10 ゴードンの「アセスメントの枠組み」と「収集されるデータ」例

アセスメントの枠組み	6 認知-知覚パターン
対象をみる側面	感覚器系の機能はどうか、認知機能はどうか、疼痛の知覚はどうか
収集されるデータ（例）	① 意識レベル ② 視覚障害の有無 ③ 聴覚障害の有無 ④ 味覚障害の有無 ⑤ 触覚障害の有無　　「有」の場合はその状況 ⑥ 嗅覚障害の有無 ⑦ 痛みの知覚の有無 ⑧ 記憶障害の有無 ⑨ 理解力障害の有無 ⑩ 「認知-知覚」に関しての「その他の問題」の有無 　　「有」の場合はその内容

　以上のことから、データ収集の目的となるアセスメントの枠組みがわかっただけでは目的的・系統的なデータ収集はできず、データ収集の目的となる各アセスメントの枠組みの対象をみる側面がわかっていないと目的的・系統的なデータ収集はできないことが明らかになりました。

　そこで次では、データ収集の目的となるアセスメントの枠組みのうち、「看護診断」を導入している施設で活用されることの多いゴードンの「機能的健康パターン」を取りあげ、ゴードンの「機能的健康パターン」における各アセスメントの枠組みが指し示す対象をみる側面を確認してみます。

　・ゴードンの「機能的健康パターン」の各アセスメントの枠組みが指し示す対象の側面

　ゴードンの「機能的健康パターン」のアセスメントの枠組みは、表2・7に示したように「1　健康知覚-健康管理パターン」から「11　価値-信念パターン」まで11のパターンがあります。これらの枠組みの指し示す対象をみる側面を表2・11に示します。

表2・11 ゴードンの「機能的健康パターン」の各アセスメントの枠組みの指し示す対象をみる側面

概　要		
1	健康知覚-健康管理パターン	クライアントが知覚している健康とウェルビーイングのパターン、健康管理の方法を表す。
2	栄養-代謝パターン	代謝に必要な飲食物の消費についてのクライアントのパターンと、身体各部への栄養供給状態がわかるパターン指標を表す。
3	排泄パターン	排出機能(腸、膀胱、皮膚)のパターンを表す。
4	活動-運動パターン	運動、活動、余暇、レクリエーションのパターンを表す。
5	睡眠-休息パターン	睡眠、休息、くつろぎのパターンを表す。
6	認知-知覚パターン	感覚-知覚と認知のパターンを表す。
7	自己知覚-自己概念パターン	クライアントの自己概念パターンと、自己に関する知覚(たとえば、自己観や価値、ボディイメージ、感情状態)を表す。
8	役割-関係パターン	役割任務と人間関係についてのクライアントのパターンを表す。
9	セクシュアリティ-生殖パターン	セクシュアリティパターンに対する満足と不満足についてのクライアントのパターンを表す。生殖パターンを表す。
10	コーピング-ストレス耐性パターン	クライアントの全般的なコーピング(coping)パターンと、そのパターンの有効性をストレス耐性との関連で表す。
11	価値-信念パターン	価値、信念(宗教的信念を含む)、クライアントの選択や決定の手引きとなる目標についてのパターンを表す。

詳　細

1　健康知覚-健康管理パターン

　クライアントが知覚している健康と幸福のパターンおよび健康管理の方法を表す。健康状態についての個人の認識およびそれが現在の活動や将来の計画にどんな関連をもつかも含まれる。さらに、個人の健康面での危機管理と、一般的な保健医療に関する行動――たとえば、精神的・身体的健康増進活動、医学または看護の処方箋、継続ケアを忠実に実行する――も含まれる。

2　栄養-代謝パターン

　代謝上の必要性に関連する食物と水分の消費パターンおよび身体各部への栄養供給状態のパターン指標を表す。個人の食物と水分の消費パターン、すなわち毎日の食事時間、摂取する食物と水分の種類と量、特定の食物の選り好み、栄養剤やビタミン補充剤の使用も含まれる。母乳栄養と乳児の哺乳パターンを述べる。あらゆる皮膚病変と全般的な治癒能力についての報告も含まれる。さらに、皮膚、毛髪、爪、粘膜、歯などの状態および体温、身長、体重の測定値も含まれる。

表2・11 ゴードンの「機能的健康パターン」の各アセスメントの枠組みの
指し示す対象をみる側面(つづき)

詳　細(つづき)

3　排泄パターン

　排泄機能(腸、膀胱、皮膚)の各パターンを表す。個人が知覚している排泄機能の規則性、排便のための決まった手順や下剤の使用、そして、時間パターン、排泄方式、質、量などにおけるあらゆる変化や障害が含まれる。さらに、排泄のコントロールに使用する用具も含まれる。

4　活動-運動パターン

　運動、活動、余暇、レクリエーションのパターンを表す。エネルギー消費を必要とする日常生活動作が含まれる。たとえば、清潔、料理、買い物、食事、仕事、家庭維持などである。さらにまた、スポーツを初めとする運動の種類、量、質も含まれるが、これらは個人の典型的なパターンを示すものである。個人にとっては望ましいかまたは期待されるパターンを妨げる要因(たとえば、神経筋の障害と代償作用、呼吸困難、狭心症、労作時の筋けいれんなどがあげられるが、該当する場合、心／肺分類項目が加わる)も含まれる。余暇パターンも含まれるが、これは本人が集団または個人で試みるレクリエーション活動を表す。個人にとって重大な意義をもつ活動に重点がおかれる。

5　睡眠-休息パターン

　睡眠、休息、くつろぎの各パターンを述べる。1日24時間内の睡眠と休息-くつろぎの時間パターンを含む。睡眠と休息の質と量についての個人の知覚、エネルギー水準についての知覚も含まれる。さらにまた、個人が使用している睡眠剤や就寝時の決まった手順など、睡眠の助けとなるものも含まれる。

6　認知-知覚パターン

　感覚-知覚と認知のパターンを表す。これには、視覚、聴覚、味覚、触覚、嗅覚などの感覚の適切さおよび障害のために利用される代償、つまり、人工装具が含まれる。妥当であれば、痛みの知覚に関する報告と痛みを管理する方法も含まれる。さらに、言語、記憶、意思決定というような認知機能の能力も含まれる。

7　自己知覚-自己概念パターン

　自己概念パターンと、自己についての知覚を表す。自分自身に関する態度、諸能力(認知、感情表出、身体)についての知覚、ボディイメージ、自己同一性、一般的な価値観、一般的情動パターンが含まれる。身体の姿勢と動きのパターン、視線の交差、声、話し方のパターンも含まれる。

8　役割-関係パターン

　役割任務と人間関係のパターンを表す。これには、個人の現在の生活状況における主たる役割と、責任に対する個人の認識が含まれる。家族関係、職場での関係や社会的な関係のなかで生じる満足や障害が含まれ、さらにこれらの役割に伴う責任も含まれる。

つづく

表2・11 ゴードンの「機能的健康パターン」の各アセスメントの枠組みの指し示す対象をみる側面(つづき)

詳 細(つづき)
9 セクシュアリティ-生殖パターン 　性に関する満足や不満足のパターンを表すとともに、生殖パターンを表す。個人が、男性または女性としてのそれぞれのセクシュアリティに関して知覚する満足または障害を含む。さらに、女性の生殖期、閉経前後期、問題と感じたすべての事柄が含まれる。
10 コーピング-ストレス耐性パターン 　一般的コーピングパターンおよびストレス耐性という点での、そのパターンの有効性を表す。自己完全性への挑戦に耐える個人の予備力や能力、ストレスの解消法、家族やその他のサポートシステム、状況を御制し管理する能力をどのように知覚しているか、などが含まれる。
11 価値-信念パターン 　選択あるいは決定の手引きとなる価値、目標、信念(宗教的信念を含む)の各パターンを表す。これには、人生で重要だと感じられること、生活(生命)の質、そして、健康に関連した価値、信念、予想において感じられるすべての葛藤が含まれる。

出典：M. ゴードン 著、松木光子ら 訳、"看護診断 原著3版 その過程と実践への応用"、医歯薬出版(1998)、p.82(概要)、pp.391-392(詳細).

　次は、ゴードンの機能的健康パターンの各アセスメントの枠組みが指し示す対象をみる側面を受けて、各アセスメントの枠組みについての対象の状態・状況を明らかにするためには、どのようなデータを収集すれば系統的なデータ収集になるのかをみてみます(表2・12)。

表2・12 ゴードンの「機能的健康パターン」のデータ収集例

成人の場合	
栄養-代謝パターン	・毎日摂取している標準的な食べ物は？ 　補食は？ ・毎日摂取している標準的な飲み物は？ ・体重の増減は？ 　身長の増減は？ ・食欲は？ ・食物または食事：不快感は？ 　　　　　　　　　嚥下は？ 　　　　　　　　　食事制限は？ ・治癒は順調か不良か？ ・皮膚の問題：外傷や乾燥は？ ・歯に問題は？

表2・12 ゴードンの「機能的健康パターン」のデータ収集例(つづき)

成人の場合(つづき)	
認知-知覚パターン	・難聴は？ 　補聴器は？ ・視力は？ 　眼鏡の使用は？ 　最後に検査したのは？ ・最近の記憶に何か変化は？ ・意思決定するのは容易か困難か？ ・あなたが物事を学ぶのに最も容易な方法は？ 　学習上の困難は？ ・不快感は？ 　疼痛は？ 　疼痛の管理はどのように？
自己知覚-自己概念パターン	・自己自身をどのように説明しているか？ 　ほとんどの場合、自己自身についてよい(よくない)と感じているか？ ・自己の身体あるいは自己がなしうる事柄に変化は？ 　自己にとっての問題は？ ・自己自身についてまたは自己の身体について、感じ方に変化は？(発病以来) ・しばしば怒りをおぼえるような事柄に出合うか？ 　悩みは？ 　恐怖は？ 　不安は？ 　抑うつは？ 　何を手助けしてほしいか？ ・絶望を感じているか？ 　生活上の物事を調節できないか？ 　何を手助けしてほしいか？

乳児および幼児の場合	
栄養-代謝パターン	乳児/幼児についての両親の報告： ・母乳/人工栄養か？ 　摂取量(概算で)は？ 　吸綴力は？ ・食欲は？ 　飲食を嫌がるか？ ・24時間の栄養摂取量は？ 　補食は？

つづく

表2・12 ゴードンの「機能的健康パターン」のデータ収集例(つづき)

乳児および幼児の場合(つづき)	
栄養-代謝パターン (つづき)	・食事行動は？ 　食物選択は？ 　食物に関する好き嫌いは？ ・出生時体重は？ 　現在の体重は？ ・皮膚の問題は：たとえば、発疹、損傷などは？ 両親(自身)について： ・両親/家族の栄養状態は？ 　問題は？
認知-知覚パターン	両親の報告： ・乳児/幼児の一般的な反応は？ ・話しかけに対する乳児の応答は？ 　物音には？ 　事物には？ 　接触感覚には？ ・乳児の追視は？ 　ベッド上の玩具に対する反応は？ ・覚えていること(特記される変化)は？ 　乳児/幼児に何を教えているか？ ・喃語/発語は？ 　話し方のパターンは？ 　語彙は？ 　文章は？ ・興奮させるものの活用：たとえば、話、ゲームなどは？ ・乳児/幼児の視覚、聴覚、触覚、運動感覚は？ ・幼児の名前、時刻、住所、電話番号を言う能力は？ ・乳児/幼児の基本的ニーズ(空腹、口渇、疼痛、不快)を認識する能力は？ 両親(自身)について： ・視覚、聴覚、触覚の問題は？ ・意思決定の困難さは？ ・判断力は？
自己知覚-自己概念 パターン	両親の報告： ・乳児/幼児の期限の状態(いらいら)は？ ・幼児の価値の感覚、自己同一性の感覚、生活する力の感覚は？

表2・12　ゴードンの「機能的健康パターン」のデータ収集例(つづき)

乳児および幼児の場合(つづき)	
自己知覚-自己概念 パターン(つづき)	幼児の報告： ・機嫌は？ ・友達は多い/少ない？ 　　他人から好かれているか？ ・自己知覚(多くの時間を楽しいとするか？　楽しいとすることは難しいか？) ・いつも独りぼっちか？ ・怖がり(一過性/しばしば)？ 両親(自身)について： ・一般的な価値観、自己同一性、自活力は？ ・両親としての自己知覚は？

出典：M. ゴードン 著、野島良子 監訳、"看護診断マニュアル 原著第9版"、へるす出版(2001)、pp.13-21.

　どうですか？　表2・11と表2・12より「1　健康知覚-健康管理パターン」とは対象のどんな側面をみるのか、「2　栄養-代謝パターン」とは対象のどんな側面をみるのか、「3　排泄パターン」とは……、がわかると各アセスメントの枠組みの指し示す対象の状態・状況が明確になり、データ収集においては、どのようなデータが必要になるのかがわかりやすくなったのではないでしょうか。

　ちなみに、データベースの各アセスメントの枠組みごとに提示されているデータ収集項目(所与のデータ収集項目)は、そのアセスメントの枠組みについての対象の状態・状況を明らかにするうえで、必要と思われる最低限のデータ収集項目です(表2・13)。

　したがって、アセスメントの枠組みが指し示す対象をみる側面と「そのアセスメントの枠組み」に提示されているデータ収集項目(所与のデータ収集項目)をつき合わせてみてみると、アセスメントの枠組みが指し示す対象をみる側面についての理解が深まるばかりでなく、「そのアセスメントの枠組み」に提示されているデータ収集項目の意味がよくわかり、データ収集項目のデータを収集するさいは、"その対象"にとってそのデータを収集する重要性が十分にわかったうえでのデータ収集を行うことが可能になります。

　以上のことから、アセスメントの枠組みごとに対象の状態・状況を明らかにするうえで必要なデータを収集するさいは、データ収集の目的となる各アセスメントの枠組みが指し示す対象をみる側面がわかっ

表2・13 データ収集項目（所与のデータ収集項目）

パターン	データ	アセスメント
健康知覚-健康管理	主訴：	
	入院目的：	
	入院までの経過：	
	医師からの説明内容：	
	本人の受け止め：	
	家族の受け止め：	
	既往歴： 現在治療している疾患： 　　　有（　　　　　　　　　　　　　　　）・無 使用中の薬剤： 　　　有（　　　　　　　　　　　　　　　）・無 治療管理の方法： 管理している人：	
	嗜好品： 　　　有（　　　　　　　　　　　　　　　）・無 アルコール：　　　　杯/日　　　　回/週 喫煙：　　　　　　　本/日 その他：	
	アレルギー：　有・無 有の場合 　薬物（　　　　　　　　　　　　　　　） 　食物（　　　　　　　　　　　　　　　） 　その他（　　　　　　　　　　　　　　　）	
	健康管理の方法： 　　　有（　　　　　　　　　　　　　　　）・無 健康管理に対する家族の協力： 　　　要（　　　　　　　　　　　　　　　）・否 転倒のリスク： 　　　有（　　　　　　　　　　　　　　　）・無	
	その他の関連情報：	

ていることが重要であるということが明らかになりました。

　ここでもう1つ対象の状態・状況を明らかにするうえで必要なデータを収集するさいに重要になることがあります。それは、「意図的なデータ収集」です。

◆　意図的なデータ収集

　データ収集において、"対象の状態・状況になんらかの問題があるのではないかと思われるデータ"が収集されたときは、そのデータに関するより詳細な対象の状態・状況を把握するために、「対象の状態・状況に問題があるのではないかと思われるデータ」に関してのさらなるデータを収集していくことが重要になります。このデータ収集が意図的なデータ収集です。

　次では、「意図的なデータ収集」とはどのようなことなのかを"データベースを活用してデータ収集を行うとき"と"援助が必要と思われる対象の特定の状態・状況に焦点をあててデータ収集を行うとき"に分けて説明していきます。

　データベースを活用してデータ収集を行うときの意図的なデータ収集とは、データベースのアセスメントの枠組みごとにすでに提示されているデータ収集項目（所与のデータ収集項目）のデータ収集において"食欲「無」""疼痛「有」""認知障害「有」""排便に関する問題「有」""ストレス「有」""聴力障害「有」"など、"対象の状態・状況になんらかの問題があるのではないかと思われるデータ"が収集された場合、そのデータに関するより詳細な対象の状態・状況を把握するために、またはそのデータに関連するより詳細な対象の状態・状況を把握するために「対象の状態・状況に問題があるのではないかと思われるデータ」に関してのさらなるデータを収集していきます（表2・14）。

　援助が必要と思われる対象の特定の状態・状況に焦点をあててデータ収集を行うときの意図的なデータ収集とは、発熱あり、呼吸困難ありなど"援助が必要と思われるデータ"に関するより詳細な対象の状態・状況を把握するために、またはそのデータに関連するより詳細な対象の状態・状況を把握するために、"援助が必要と思われるデータ"についてのさらなるデータを収集していきます（表2・15）。

表2・14 「データベースを活用してデータ収集を行うとき」の意図的なデータ収集例

問題データ	意図的に収集するデータ
栄養-代謝パターンでの食欲「無」	・いつから？ ・食欲のない状態の程度は？ ・以前の摂取量と現在の摂取量の違いは？ ・「食欲なし」の変化の程度は？ 　（あまりかわらない？ 　どんどんなくなっている？） ・「食欲なし」に影響していると思われることは？ ・体重の変化は？
認知-知覚パターンでの疼痛「有」	・いつから？ ・どこが？ ・どのような痛み？ ・痛みの変化は？ 　（痛みの程度はあまりかわらない？ 　痛みがしだいに強くなっている？） ・痛みを軽減する方法は？ ・「痛み」に影響していると思われることは？ ・痛みによる日常生活への影響は？
コーピング-ストレス耐性パターンでのストレス「有」	・いつから？ ・どのようなことについてのストレス？ ・ストレスの程度は？ ・ストレスによる日常生活への影響は？ ・普段のストレスへの対処法は？

表2・15 「援助が必要と思われる対象の特定の状態・状況に焦点をあててデータ収集を行うとき」の意図的なデータ収集例

援助が必要と思われる対象の特定の状態・状況	意図的に収集するデータ
発熱あり	熱感、顔色、発汗状態、脈拍数、血圧、呼吸数、口渇、皮膚・粘膜の状態など
搔痒あり	睡眠状態、食欲、精神状態（いらいら感、不快感）、皮膚の状態、搔破痕など
呼吸困難あり	脈拍数、血圧、呼吸数、顔色、チアノーゼ、肺音、胸部圧迫感、胸内苦悶、睡眠、疲労感、精神状態（不安）など
倦怠感あり	体温、脈拍数、血圧、呼吸数、呼吸困難感、体動時の息切れ、嘔気・嘔吐、疼痛、睡眠状態など

このように"対象の状態・状況になんらかの問題があるのではないかと思われるデータ"や"援助が必要と思われるデータ"に関する、またはそのデータに関連するより詳細な対象の状態・状況を把握するためのさらなるデータを収集していかないと、アセスメントの枠組みで対象の状態・状況についての妥当性の高い結論を導くことができません。

ここで、意図的に収集したデータがないと、アセスメントの枠組みで対象の状態・状況についての妥当性の高い結論を導くことができない例、意図的に収集したデータがあると、アセスメントの枠組みで対象の状態・状況についての妥当性の高い結論を導くことができる例を表2・16に示します。

表2・16　意図的に収集したデータがない場合とある場合のアセスメントの枠組みについての対象の状態・状況の結論の違い

意図的に収集したデータがない場合： アセスメントの枠組み〈認知-知覚パターン〉

データ収集

意識レベル　　Ⅰ-2〜3
見当識障害　　無　⦿有　（　　　　　　　　　　　　　　　）
視覚障害　　　無　⦿有　（　　　　　　　　　　　　　　　）
　　　　　　　眼鏡使用　　　無　有
聴覚障害　　　無　⦿有　（　　　　　　　　　　　　　　　）
　　　　　　　補聴器使用　　⦿無　有
触覚障害　　　⦿無　有　（　　　　　　　　　　　　　　　）
言語障害　　　⦿無　有　（　　　　　　　　　　　　　　　）
その他の関連情報：

対象の状態・状況についての結論

　意識レベルはやや低下していること、見当識障害のあることはわかるが、見当識障害についてのさらなるデータがないために認知についての対象の状態・状況の結論を導き出すことができない。

　また、視覚障害や聴覚障害についても、視覚障害や聴覚障害についてのさらなるデータがないために知覚についての対象の状態・状況の結論を導き出すことができない。

　したがって、〈認知-知覚パターン〉についての対象の状態・状況を明らかにすることができず、〈認知-知覚パターン〉についての援助の必要性の有無を明らかにすることができない。

つづく

表2・16 意図的に収集したデータがない場合とある場合のアセスメントの
　　　　枠組みについての対象の状態・状況の結論の違い(つづき)

意図的に収集したデータがある場合：
アセスメントの枠組み〈認知−知覚パターン〉

データ収集

意識レベル　Ⅰ−2〜3
見当識障害　無　㊒（人・時間・場所がわからなくなることが多い）
　　　　　　　　　　特に場所がわからなくなる　　　　　　（家族より）
視覚障害　　無　㊒（白内障にて、現在治療中であるが、見えてはいるよ
　　　　　　　　　　うだ）　　　　　　　　　　　　　　　（家族より）
　　　　　　眼鏡使用　　無　有
聴覚障害　　無　㊒（難聴あり。耳元で大きな声で話さないと聞こえない。
　　　　　　　　　　特に右耳の聞こえが悪い）　　　　　　（家族より）
　　　　　　補聴器使用　㊓　有
触覚障害　　㊓　有（　　　　　　　　　　　　　　　　　）
言語障害　　㊓　有（　　　　　　　　　　　　　　　　　）
その他の関連情報：
　・言語障害はないが、何を言っているのかわからないことがある。
　・環境がかわると落ち着かなくなることがある。
　・夜中に息子の名前を大きな声で呼ぶことがある。　（以上家族より）

対象の状態・状況についての結論

　意識レベルの低下・見当識障害により、人・時間・場所がわからなくなること、夜中に息子の名前を大きな声で呼ぶこと、環境が変わると落ち着かなくなることなどから、入院によって不穏状態になる可能性がある。また、話しかけるときは、難聴があるため、左側から大きな声で話しかける必要がある。視覚に関しては、必要時、見えているかどうかの観察を行う必要がある。

◆　「データ収集」における手続きのポイント

　以上のことから、「データ収集」における手続きのポイントをまとめると、"データ収集は、目的的・系統的・意図的に行う""データ収集は、データ収集の目的となるアセスメントの枠組みが指し示す対象をみる側面を念頭において行う"ということになります。

b.「データ分析の段階」における手続き

　次は、「データ分析」における手続きですが、まずは、「データ収集」段階で収集したデータを1つひとつみて、問題のあるデータかどうかを判断します。このようにデータを1つひとつみて問題のあるデータかどうかを判断するさいの判断基準と例を表2・17に示します。

表2・17 データの判断基準と例

1 正常値か異常値か（正常値＝参考値＝基準範囲）		
TP（総タンパク質）	5.1 g/dL	→ 異常値（問題あり）
RBC（赤血球数）	$310 \times 10^4/\mu L$	→ 異常値（問題あり）
Fe（鉄）	95 μg/dL	→ 正常値（問題なし）

2 期待される行動か 　（健康の維持・増進・回復にプラスであるか、マイナスであるか）		
病棟内を歩いている		
・退院に向けてADL拡大の必要があるため歩くようにいわれている人の場合		→ 期待される行動（問題なし）
・ベッド上で安静にしているようにいわれている人の場合		→ 期待される行動ではない（問題あり）
口渇を訴え飲水（1500 mLぐらい）している		
・脱水気味のため意識的に水分を摂るようにいわれている人の場合		→ 期待される行動（問題なし）
・腎機能の関係で飲水制限（600 mL/日）がある人の場合		→ 期待される行動ではない（問題あり）

3 生体反応と言動のデータの矛盾 　（観察したことと対象のいっていることに矛盾はないか）		
創部の痛みについて訊くと		
・「大丈夫です」といいながら、顔をゆがめて創部を押さえていた		→ 生体反応と言動のデータに矛盾あり（問題あり）
・「大丈夫です」といって、同室者と談笑している		→ 生体反応と言動のデータに矛盾なし（問題なし）
手術の不安について訊くと		
・「ないです」というが、手術が決まってから食事摂取量が減り、夜中も起きていることが多い		→ 生体反応と言動のデータに矛盾あり（問題あり）
・「ないです」といい、たまに気になることを看護師に訊いてくるが、手術が決まってからも行動上の目立った変化はない		→ 生体反応と言動のデータに矛盾なし（問題なし）

ADL：activity of daily livingの略。日常生活動作のこと。

　データ1つひとつに対して問題のあるデータかどうかの判断後は、これらの判断結果を総合的にみた場合、対象はどのような状態・状況にあるといえるのかをアセスメントの枠組みが指し示す対象をみる側面に焦点をあてて明らかにします。
　このようにアセスメントの枠組みごとに収集したデータを活用して、アセスメントの枠組みが指し示す対象の状態・状況についての結

論を導くことを"分析的アセスメント"といいます。しかし、一般的にはアセスメントといわれているため、以下ではアセスメントと表現していきます。

このように「データ収集」段階で収集したデータを受けて、対象はどのような状態・状況にあるといえるのかというアセスメントを行うさいの強調点は、対象はどのような状態・状況にあるといえるのかをアセスメントの枠組みが指し示す対象をみる側面に焦点をあてて行うということです。

アセスメントの枠組みが指し示す対象をみる側面にデータ分析の焦点があたっていない場合は、アセスメントの枠組みにおける対象の状態・状況がわからないばかりか、アセスメントの枠組みにおいて、援助の必要性があったとしても、その援助の必要性は明らかにならないため、アセスメントの枠組みにおいて、援助の必要性があったとしても、それを見落としてしまうということになります。

ここで、改めて看護理論家の提示しているアセスメントの枠組みとは何かを確認してみましょう。

ヘンダーソンであれば、人間の基本的欲求をみる視点として提示されている14の視点、ロイであれば、人間の適応状態をみる視点として提示されている12の視点、ゴードンであれば、人間の機能状態をみる視点として提示されている11の視点というのは、各々の理論家が、"看護の視点で対象をみるときは、このような視点でみる"ということを提示している視点であり、これがアセスメントの枠組みになります。

したがって、この視点（アセスメントの枠組み）が指し示している側面で対象の状態・状況をみていくと、対象にとっての援助の必要性の有無を"くまなく"みていくことができるということになります。したがって、繰り返しになりますが、アセスメントの枠組みについての対象の状態・状況を明らかにするときには、アセスメントの枠組みが指し示す対象をみる側面に焦点をあてて行うことが重要になります。

ここで、アセスメントの枠組みが指し示す対象をみる側面に焦点があたっているデータ分析例とあたっていないデータ分析例を事例3に示します。

2 「アセスメント」→「診断」における思考プロセス 39

事例3　アセスメントの枠組みが指し示す対象をみる側面に、焦点があたっているデータ分析例とあたっていないデータ分析例

事例　78歳男性　大腸がんの疑いで入院

アセスメントの枠組み「排泄パターン」

データ収集

- 排尿回数　6回/日
- 夜　　間　1回
- 尿　　意　あり
- 排尿に関する問題　なし
- 排便回数　1回/日
- 便通のために使用するもの　なし
- 便　　意　あり
- 排便に関する問題　なし
- 腹部症状　なし
- その他の関連情報：黒っぽい便が出る

↓

アセスメントの枠組みが指し示す対象をみる側面に焦点があたっているデータ分析例：

排尿に関しては尿意があり、回数は正常であるため問題はない。また、排便に関しては便意があり、規則的に排便がみられているため問題はない。しかし、黒っぽい便がでていることから便の性状を観察していく必要がある。

↓

アセスメントの枠組みが指し示す対象をみる側面に焦点があたっていないデータ分析例：

黒っぽい便は大腸がんの疑いがあるとから、出血によるものと思われる。今後、便の性状を観察していく必要がある。

解　説

「排泄パターン」というアセスメントの枠組みが指し示す対象をみる側面は、排泄機能（腸、膀胱、皮膚）の各パターンであり、排便状態や排尿状態であるため、「排泄パターン」のデータ分析は、排便状態や排尿状態についての見解になっていなければならない。

アセスメントの枠組み「栄養-代謝パターン」

データ収集

- 日常の食事形態　主食（米飯）
　　　　　　　　　副食（常菜）
- 治療食　なし
- 食習慣　3食/日
- 食　欲　なし（1カ月ぐらい前から摂取量は以前の半分くらい）
- 偏　食　なし
- 水分摂取量　900 mL くらい/日
- 皮膚の乾燥　なし
- 浮　腫　なし
- 口　渇　あり（軽度）
- 嚥下障害　なし
- 身長170 cm、体重53 kg、BMI 18
- 短期間での体重の変化　あり
　　（2〜3カ月で5 kg減った）
- 通常の体温　36.2℃
　入院時の体温　36.0℃
- 皮膚の異常（異常のリスク）　あり
　（仙骨部の突出あり）
- その他の関連情報：
　　RBC　3.06×10⁶
　　Hb　　5.5
　　TP　　6.0
　　ALB　2.9

つづく

事例3 アセスメントの枠組みが指し示す対象をみる側面に、焦点があたっているデータ分析例とあたっていないデータ分析例(つづき)

アセスメントの枠組み「栄養-代謝パターン」(つづき)

アセスメントの枠組みが指し示す対象をみる側面に焦点があたっているデータ分析例：	アセスメントの枠組みが指し示す対象をみる側面に焦点があたっていないデータ分析例：
検査データやBMIの低値より、栄養状態が悪いと判断される。今後、手術の可能性があるため栄養状態を改善していく必要がある。また、仙骨部が突出しているため、褥瘡が生じないようにしていく必要がある。口渇が軽度あるが、水分摂取量に関しては特に問題はないため、今後、口渇の程度を観察していく必要がある。	食欲がないとのことで食事摂取量が以前の半分になっている。そのため、今後、栄養状態の低下による倦怠感の出現の有無を観察していく必要がある。

解 説
「栄養-代謝パターン」というアセスメントの枠組みが指し示す対象をみる側面は、食物と水分の消費パターンや栄養供給状態のパターンであり、飲食の状況を受けての栄養状態であるため、「栄養-代謝パターン」のデータ分析は、栄養状態についての見解になっていなければならない。

アセスメントの枠組み「認知-知覚パターン」

データ収集

- 意識レベル　清明
- 見当識障害　なし
- 認知障害　なし
- 理解力障害　なし
- 知覚障害　なし
- 視覚障害　なし
- 聴覚障害　あり(聞こえにくいが大きな声で話してもらえば聞こえる)
- 補聴器使用　なし
- 味覚障害　なし
- 嗅覚障害　なし
- 疼痛　なし
- その他の関連情報：

アセスメントの枠組みが指し示す対象をみる側面に焦点があたっているデータ分析例：	アセスメントの枠組みが指し示す対象をみる側面に焦点があたっていないデータ分析例：
認知に関しては、理解力に問題はなく、意識は清明であるため問題はない。また、知覚に関しては、難聴だが、大きな声で話せば聞こえるため問題はない。	認知や理解力に問題はなく、意識は清明であるため危険行為に対してのリスクはないと思われる。

解 説
「認知-知覚パターン」というアセスメントの枠組みが指し示す対象をみる側面は、感覚・知覚・認知のパターンであり、感覚器系の状態や認知状態であるため、「認知-知覚パターン」のデータ分析は、認知状態や知覚状態についての見解になっていなければならない。

事例3に示すようにアセスメントの枠組みが指し示す対象をみる側面に焦点があたっているデータ分析を行うためには、データ収集を行うときと同様、アセスメントの枠組みが指し示す対象をみる側面を知っておく必要があります。

ここで、アセスメントの枠組みが指し示す対象をみる側面に焦点があたっている分析かどうかを判断するための方法をみてみます。

前述したように、アセスメントの枠組みが指し示す対象をみる側面というのは、データ収集の目的でした。データ収集の目的が明らかになったら、次は、この目的についての結論を出すうえで必要と考えるデータを重点的に収集し、ここで収集したデータを活用して対象はどのような状態・状況にあるといえるのかという分析をアセスメントの枠組みが指し示す対象をみる側面に焦点をあてて行います。

このことから、「目的的なデータ収集（どんなことを明らかにしたいのかという、明らかにしたいことを明らかにしてのデータ収集＝データ収集の目的を明らかにして行うデータ収集）」「系統的なデータ収集（明らかにしたいことが明らかになるためのデータに特化したデータ収集＝データ収集の目的についての対象の状態・状況を明らかにするための重点的なデータ収集）」「データ分析（データ収集の目的についての対象の状態・状況を明らかにするために、収集したデータを活用してデータ収集の目的についての結論を導く）」の関係は、図2・3のようになり、データ収集の目的についての見解がデータ分析の結論になるということになります。

したがって、データ分析が終わったら、データ収集の目的とデータ分析結果に整合性があるかどうかの確認を行うとよいということになります。具体例を図2・4に示します。

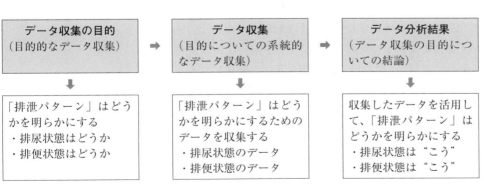

図2・3　目的的なデータ収集・系統的なデータ収集・データ分析の関係

データ収集の目的	→	データ収集	→	データ分析結果
「排泄パターン」はどうかを明らかにする		・排尿回数　6回/日 ・夜　間　　1回 ・尿　意　　あり ・排尿に関する問題　なし ・排便回数　1回/日 ・便　意　　あり ・排便に関する問題　なし ・腹部症状　なし		排尿に関しては、尿意があり、回数は正常であるため問題はない。 排便に関しては、便意があり、規則的な排便がみられているため問題はない。
↓				
対象をみる側面 ・排尿状態はどうか ・排便状態はどうか				

図2・4　目的的なデータ収集・系統的なデータ収集・データ分析結果の具体例

◆　対象の状態・状況を明らかにするさいの4つのパターン

　次にデータ分析を行い、対象はどのような状態・状況にあるといえるのかを明らかにするさいの4つのパターンをみてみます。

　1つ目のパターンは、対象の状態・状況を明らかにした結果、症状・徴候を根拠として問題があると判断されたときです。このときは、さらに問題状態・状況を引き起こしていると考えられる原因データを収集し、その原因を明らかにします(学校では、問題と問題を引き起こしたと考えられる原因のほかに、なりゆき、援助の方向性も明らかにしたかもしれません)。

　2つ目のパターンは、対象の状態・状況を明らかにした結果、現在、症状・徴候はないが、症状・徴候を引き起こす可能性のある潜在的な因子があると判断されたときです。このときは、さらにその症状・徴候を引き起こす可能性のある潜在的な因子を明らかにします(学校では、潜在的な因子の他に、援助の方向性も明らかにしたかもしれません)。

　3つ目のパターンは、対象の状態・状況を明らかにした結果、今の状態・状況を強化していく必要はないかどうかを判断します。その結果、強化していく必要があると判断されたときは、強化の方向での健康上の課題を明らかにします(学校では、母性看護学で産褥期にある対象に対して「子宮復古の促進」「乳汁分泌の促進」など産後の状態・状況を強化していくさいの健康上の課題を明らかにしたかもしれません)。

　4つ目のパターンは、対象の状態・状況を明らかにした結果、症状・徴候がなく、症状・徴候を引き起こす可能性のある潜在的な因子もなく、今の状態・状況を強化していく必要もないと判断されたときです。このときは、「問題なし」とします。

2 「アセスメント」→「診断」における思考プロセス　43

上記の4つのパターンを表2・18に示します。

表2・18　対象の状態・状況を明らかにするさいの4つのパターン

その1	症状・徴候を根拠として問題があると判断されたとき

↓

問題状態・状況を引き起こしたと考えられる原因を明らかにする

その2	症状・徴候はないが、症状・徴候を引き起こす可能性のある潜在的な因子があると判断されたとき

↓

症状・徴候を引き起こす可能性のある潜在的な因子を明らかにする

その3	今の状態・状況を強化していく必要があると判断されたとき

↓

強化の方向で健康上の課題を明らかにする

その4	症状・徴候はなく、症状・徴候を引き起こす可能性のある潜在的な因子もなく、今の状態を強化していく必要もないと判断されたとき

↓

問題なし

c.「統合アセスメント」における手続き

「統合アセスメント」は、各アセスメントの枠組みについての目的的・系統的・意図的なデータ収集、収集したデータを活用して明らかにした各アセスメントの枠組みにおける対象の状態・状況についてのアセスメントを受けて行います。

具体的には、「統合アセスメント」は、アセスメントの枠組みごとに目的的・系統的・意図的にデータを収集して行ったアセスメント（分析的アセスメント）の結論を受けて、「すなわち対象はどのような状態・状況にあるといえるのか」を明らかにします。"すなわち、アセスメントの枠組みごとのアセスメントの結論を受けて、対象はどのような状態・状況にあるといえるのか"を明らかにすることを統合アセスメントといいます。

そこで、次では、統合アセスメントからどんなことがわかればよいのかをみていきましょう。

「統合アセスメント」からわかればよいことは、"どんな対象（年齢・性別）がどんな疾患により、どんな目的で入院したのか（例：手術目的、化学療法目的、放射線治療目的、リハビリテーション目的、検査目的

など)、このような状況にある対象は、どのような状態・状況であるためにどんな援助の必要性(看護問題)があるのか"ということです。

そこで、次では上記のことがわかるための「統合アセスメント」の方法をみていきます。

「統合アセスメント」を行うさいは、まず、対象の概要を把握する目的で、"どんな対象(年齢・性別)がどんな疾患により、どんな目的で入院したのか"を明らかにします。これを明らかにするデータは、対象の入院時の基礎データや医師のカルテにあります(もちろん、対象に直接訊いてもよいです)。

対象の概要が明らかになったら、次は、対象の状態・状況と看護援助の必要性(看護問題)を明らかにするために、"このような状況にある対象は、どのような状態・状況であるためにどんな看護問題があるといえるのか"を明らかにします*。

これを明らかにするさいは、各アセスメントの枠組みで明らかになったアセスメントのうち、問題があると判断されたアセスメントの枠組みのアセスメントの結論や問題があるとはいえないが観察を行っていく必要があると判断されたアセスメントの結論に注目し、これらのアセスメントを受けて、対象の状態・状況の構造化を図って行います(表2・19、表2・20)。

> *
> 統合アセスメント例は、p.129 "1 入院時の看護診断プロセス"を参照

表2・19 「統合アセスメント」の方法

パターンアセスメント（アセスメントの枠組みごとのアセスメント）		
パターン	データ	アセスメント
アセスメントの枠組み	目的的・系統的・意図的なデータ収集	収集したデータを活用してのアセスメントの枠組みごとの対象の状態・状況についてのアセスメント
健康知覚-健康管理		※
栄養-代謝		※
排泄		
活動-運動		
睡眠-休息		＠
認知-知覚		
自己知覚-自己概念		＠
役割-関係		
セクシュアリティ-生殖		
コーピング-ストレス耐性		
価値-信念		

※：問題があると判断されたアセスメント
＠：問題があるとはいえないが観察を行っていく必要があると判断されたアセスメント
空欄：問題がないと判断されたアセスメント

⬇

統合アセスメント

「問題があると判断されたアセスメント」「問題があるとはいえないが観察を行っていく必要があると判断されたアセスメント」を受けて、対象の状態・状況の構造化を図ることによって、〈対象はどのような状態・状況であるといえ、この状態・状況においてどんな看護問題があるといえるのか〉を明らかにする。

表2・20 「統合アセスメント」の記述例

事例1 70歳男性　肝臓がんの肺転移に伴う胸水貯留による呼吸困難にて治療目的で入院

　現在、呼吸困難があり、安静時の呼吸困難はないが、労作時に強度の呼吸困難と疲労感が出現していることから活動耐性の低下していることが問題と考えられる。これに伴い、ADLに関しては、清潔や移動に援助を要する状態である。
　また、病気に対して不安を訴えていることに対しては不安の程度、現在の身体的自立度の低下に対しての悲観的な発言に対しては身体的自立度の低下による自尊感情の変化を観察していく必要がある。

事例2 89歳女性　イレウスにて吸引減圧療法目的で緊急入院

　入院直後は、腹痛と嘔吐がみられていたが、現在はほとんどない状態である。しかし、今後、再びイレウスの悪化により腹痛・嘔吐が出現する可能性があるため、イレウスに伴う症状・徴候の観察を行っていく必要がある。
　また、下肢の筋力が低下し、歩行時にふらつくことがあるとのことから、転倒のリスクが考えられる。認知に関しては、以前の入院において、混乱が生じたとのことから、認知状態の観察を行っていく必要がある。

事例3 52歳男性　下部食道がん切除後の疼痛により、疼痛コントロール目的で入院

　腰部痛に対して自宅でボルタレン坐薬を使用していたが、疼痛コントロールがつかないため入院となった。腰部痛の原因は、腰椎転移によるものであるため入院時よりオピオイド（opioid）導入となった。ADLは自立しており、本人は自分のことは自分でしたい（トイレには行きたい）といっているが、体動により腰部痛が増強するため、本人の希望をかなえつつ腰部痛の軽減を図っていく必要がある。
　また、入院前は、痛みで眠れないことがあった、食欲がなかったとのことから、睡眠状態や食事摂取状況の観察を行っていく必要がある。

2　「診断」における手続き

次は、「診断」における手続きです。診断は、各アセスメントの枠組みでのアセスメント → アセスメントを受けての統合アセスメント → 統合アセスメントを受けての「診断」となります。したがって、各アセスメントの枠組みにおけるアセスメントの妥当性が低い場合は、統合アセスメントの妥当性が低くなり、「診断(看護問題)」の妥当性も低くなります。

ここで、各アセスメントの枠組みにおけるアセスメントの妥当性が低くなる原因をみてみると、データ収集が目的的・系統的・意図的に行われていないこと、データ収集は目的的・系統的・意図的に行われていても、データ分析の結果としてのアセスメントがアセスメントの枠組みが指し示す対象をみる側面に焦点があたっていないこと、データ分析の結果としてのアセスメントはアセスメントの枠組みが指し示す対象をみる側面に焦点があたっていたとしても、分析の不十分さによって対象の状態・状況が不明瞭であることなどがあります。

また、各アセスメントの枠組みにおけるアセスメントの妥当性が高くても、統合アセスメントの妥当性が低い場合は、「診断(看護問題)」の妥当性が低くなります。統合アセスメントの妥当性が低くなる原因をみてみると、各アセスメントの枠組みでのアセスメント、もしくは、各アセスメントの枠組みでのアセスメントを受けて行う対象の状態・状況の構造化の不十分さがあります(p.44 参照)。

このことより、「診断(看護問題)」の妥当性を高めるためには、「診断」の前段階である「アセスメント」の手続きを妥当性高く行うことが重要になります。

次では、このようなアセスメントの影響を受ける「診断(看護問題)とは何か」を確認してみましょう。

◆　「診断(看護問題)」とは何か

「診断(看護問題)」とは、"対象の疾患や状態の変化によって生じている健康上の問題、または、生じる可能性のある健康上の問題を看護の視点で明確にすること"で、この"健康上の問題を看護の視点で明確にする"から明らかなように、「診断(看護問題)」の示していることは、看護師が責任をもって対処できる健康上の問題です。

では、次に「診断(看護問題)」には、どんな種類があるのかをみて

みましょう。

◆「診断(看護問題)」の種類

「診断(看護問題)」の種類(表2・21)をみるにあたっては、「アセスメント」の「データ分析」における手続き(p.44参照)で述べた"収集したデータを分析した結果、対象はどのような状態・状況にあるといえるのかを明らかにするさいの4つのパターン"(表2・18)を思い出してください。

1つ目のパターンは、"今、実際に問題状態・状況が現象として現れている健康上の問題"で「実在型の看護問題」ということになります。

2つ目のパターンは、"今、実際に問題状態・状況が現象として現れてはいないが、このままの状態・状況が続けば、問題状態・状況が現象として現れる可能性のある潜在的な因子が確認されているため、潜在的な因子に対して予防策を立ててかかわり、現象としての問題の発現を防いでいこうという健康上の問題"で「リスク型の看護問題」ということになります。

3つ目のパターンは、"今の状態・状況をもっとよくしていこうという健康上の課題"で「ヘルスプロモーション型の看護問題」ということになります。

表2・21 「診断(看護問題)」の種類

その1	症状・徴候を根拠として問題があると判断されたときの問題 ⬇ 今、実際に問題状態・状況が現象として現れている健康上の問題 ＝**実在型の看護問題**
その2	症状・徴候はないが、症状・徴候を引き起こす可能性のある潜在的な因子があると判断されたときの問題 ⬇ 今、実際に問題状態・状況が現象として現れてはいないが、このままの状態・状況が続けば、問題状態・状況が現象として表れる可能性のある潜在的な因子が確認されている健康上の問題＝**リスク型の看護問題**
その3	今の状態を強化していく必要があると判断されたときの問題 ⬇ 今の問題状態・状況をもっとよくしていこうという健康上の課題 ＝**ヘルスプロモーション型の看護問題**

以上のことから、「診断(看護問題)」の種類には、「実在型の看護問題」「リスク型の看護問題」「ヘルスプロモーション型の看護問題」があるということになります。

　ここで、「リスク型の看護問題」についての補足をしておきます。「実在型の看護問題」がないという理由で、潜在的な因子が確認されていないにもかかわらず、「リスク型の看護問題」をあげているのを目にすることがあります。しかし、「リスク型の看護問題」では、"今、実際に問題状態・状況が現象として現れてはいないが、このままの状態・状況が続けば、問題状態・状況が現象として現れる可能性のある潜在的な因子が確認されている"ことが重要になります。このように"問題状態・状況が現象として現れる可能性のある潜在的な因子が確認されている"からこそ、問題状態・状況が現象として現れないよう潜在的な因子に対して予防策を立ててかかわっていくことができるのです。潜在的な因子が確認されていないにもかかわらず、「リスク型の看護問題」をあげた場合は、潜在的な因子が不明なため予防策を立てることはできません。

　繰り返しになりますが、「リスク型の看護問題」をあげるときには、潜在的な因子は何かを確認することが重要になります。

引用文献
1) シスター・カリスタ・ロイ 著、松木光子 監訳、"ザ・ロイ適応看護モデル"、医学書院(2010)、p.402.
2) M. ゴードン 著、松木光子ら 訳、"看護診断 原著3版 その過程と実践への応用"、医歯薬出版(1998)、p.392.

第2章のまとめ

本章のポイント
1 看護過程は、「アセスメント」→「診断」→「計画」→「実施」→「評価」という順序を踏んでいきます。
2 「アセスメント」について
   1) データ収集は、各アセスメントの枠組みについて目的的・系統的・意図的に行います。
   2) データ分析は、各アセスメントの枠組みについて収集したデータを活用して行い、そのアセスメントの枠組みについての対象の状態・状況を明らかにします。
   3) 統合アセスメントは、各アセスメントの枠組みについての対象の状態・状況(各アセスメントの枠組みについてのアセスメントの結論)を受けて行います。
3 「診断」について
   1) 「アセスメント」で明らかになった対象の状態・状況を受けて、診断(看護問題)を行います。
   2) 診断(看護問題)の種類には、問題焦点型の問題、リスク型の問題、ヘルスプロモーション型の問題があります。

確認問題
1 看護過程は、「アセスメント」→「診断」→「計画」→「実施」→「評価」という順序を踏んでいきますが、それはなぜですか?
2 「アセスメント」について
   1) データ収集は、目的的・系統的・意図的に行いますが、目的的・系統的・意図的とはそれぞれどのようなことですか?
   2) データ収集の目的となるのは何ですか?
   3) データ分析では、対象の状態・状況を明らかにしますが、どのようなプロセスを経て(手続きで)対象の状態・状況を明らかにしますか?
   4) 統合アセスメントの方法と統合アセスメントからわかればよいこと(統合アセスメントの内容)は何ですか?
3 「診断」について
   1) 診断(看護問題)の妥当性を高めるために重要になることは何ですか?
   2) 診断(看護問題)の種類とその内容は何ですか?

確認問題の解答
1 **看護過程**とは、看護を実践するための思考を導くプロセスで、「アセスメント」を受けて「診断」、「診断」を受けて「計画」、「計画」を受けて「実施」、「実施」を受けて「評価」というように前を受けて次の段階へ、前を受けて次の段階へ……と一連の過程になっているからです。
2 「アセスメント」について
   1) ・**目的的なデータ収集**とは、どんなことを明らかにするためのデータ収集なのかという"データ収集の目的を明らかにして行うデータ収集"のことです。言葉を換えると、対象の何について明らかにしたいのかを明確にして行うデータ収集のことです。
   ・**系統的なデータ収集**とは、データ収集の目的についての対象の状態・状況を明らかにするためのデータを重点的に収集することです。もう少し具体的にいうと、データ収集の目的についての対象の状態・状況を明らかにするためのデータに注目して、データ収集の目的について対象の状態・状況を明らかにするためのデータを集中的に収集することです。
   ・**意図的なデータ収集**とは、データ収集において、"対象の状態・状況になんらかの問題があるのではないかと思われるデータ"や"援助が必要と思われるデータ"が収集されたときは、そのデータに関するより詳細な対象の状態・状況を把握するために、またはそのデータに関連するより詳細な対象の状態・状況を把握するために、"対象の状態・状況に問題があるのではないかと思われるデータ"や"援助が必要と思われるデータ"に関してさらにデータを収集していくことです。
   2) データ収集の目的となるのは、看護理論家の提示している対象をみる視点、すなわち、看護理論家の提示しているアセスメントの視点です（これをアセスメントの枠組みといいます）。
   3) データ分析は、まず、「データ収集」段階で収集したデータを1つひとつみて問題のあるデータかどうかを判断し、判断結果を総合的にみた場合、対象はどのような状態・状況にあるといえるのかをアセスメントの枠組みが指し示す対象をみる側面に焦点をあてて明らかにします。
   4) 統合アセスメントは、「データ収集」段階で各アセスメントの枠組みについて目的的・系統的・意図的に収集したデータを活用して明らかになった「データ分析」段階でのアセスメントの枠組みにおけるアセスメントの結論を受けて、すなわち、"対象はどのような状態・状況にあるといえるのか"という観点で行います。

また、統合アセスメントからわかればよいことは、"どんな対象(年齢・性別)がどんな疾患により、どんな目的で入院したのか、このような状況にある対象は、どのような状態・状況であるためにどんな看護問題があるといえるのか"ということです。

3 「診断」について
1) 診断(看護問題)の妥当性を高めるためには、「診断」の前段階である「アセスメント」の手続きを妥当性高く行うことが重要になります。
2) 診断(看護問題)の種類には、実在型の看護問題、リスク型の看護問題、ヘルスプロモーション型の看護問題があり、それぞれの診断(看護問題)は以下のようなものです。
   - 「**実在型の看護問題**」は、"対象の状態・状況を明らかにした結果、症状・徴候を根拠として問題があると判断されたときの問題"、すなわち、"今、実際に問題状態・状況が現象として現れている健康上の問題"です。
   - 「**リスク型の看護問題**」は、"対象の状態・状況を明らかにした結果、現在、症状・徴候はないが、症状・徴候を引き起こす可能性のある潜在的な因子があると判断されたときの問題"、すなわち、"今、実際に問題状態・状況が現象として現れてはいないが、このままの状態・状況が続けば、問題状態・状況が現象として現れる可能性のある潜在的な因子が確認されているため、潜在的な因子に対して予防策を立ててかかわり、現象としての問題の発現を防いでいこうという健康上の問題"です。
   - 「**ヘルスプロモーション型の看護問題**」は、"今の状態・状況を強化していく必要があると判断されたときの問題"、すなわち、"今の状態・状況をもっとよくしていこうという健康上の課題"です。

第3章
看護診断の理解

　第1章で述べたように、看護過程の「アセスメント」「診断」「計画」「実施」「評価」という5つの構成要素のうち、「アセスメント」を受けて「診断」へと進み、「診断」で「看護問題の明確化を図る」ことができれば看護診断は、容易にできます。

　そこで、本章では、第2章で確認した看護過程の概要と「アセスメント」→「診断」の思考プロセスを受けて、看護診断を理解するうえで必要となる知識について説明していくことにします。

1　看護過程と看護診断

1　看護過程のなかの看護診断の位置づけ

　まずは、看護過程のなかの看護診断の位置づけをみてみましょう（図3・1）。「看護診断」は、看護過程の5つの構成要素のなかの「アセスメント」の次の段階である「診断」に位置づきます。

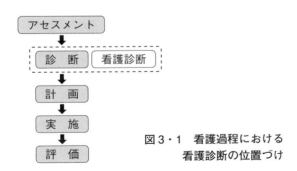

図3・1　看護過程における看護診断の位置づけ

　「看護診断」を行うときも、看護問題を明確にするときと同様、アセスメント*（目的的・系統的・意図的に収集したデータを活用しての各アセスメントの枠組みごとのアセスメント → 各アセスメントの枠組みでのアセスメントの結論を受けての統合アセスメント）を受け

---

*
p.15 "1）「アセスメント」における手続き"を参照

て行います。したがって、各アセスメントの枠組みのアセスメントの妥当性が低い場合は、統合アセスメントの妥当性が低くなり、統合アセスメントの妥当性が低い場合は、看護診断の妥当性が低くなります。

ここで、各アセスメント枠組みのアセスメントの妥当性が低くなる原因をみてみると、前述したようにデータ収集が目的的・系統的・意図的に行われていないこと、データ分析結果としてのアセスメントがアセスメントの枠組みが指し示す対象をみる側面に焦点があたっていないこと、分析が不十分で対象の状態・状況が不明瞭であることなどがあります。

このことより、看護診断の妥当性を高めるためには、「診断」の前段階である「アセスメント」段階の手続きを妥当性高く行うことが重要になるといえますが、妥当性の高いアセスメントを受けて、妥当性の高い看護診断を行うためには、前提条件があります。

その前提条件とは、"アセスメントによって明らかになった対象の状態・状況を指し示す妥当性の高い看護診断名を選択することができる"ということです。

アセスメントによって明らかになった対象の状態・状況を指し示す妥当性の高い看護診断名を選択するためには、各々の看護診断名は、対象のどのような状態・状況を指し示しているのかをあらかじめ知っておく必要があります*。

したがって、妥当性の高い看護診断を行うためには、看護診断の位置づけ「アセスメント」→「診断」から明らかなように、看護診断は「アセスメント」で行ったアセスメント内容を受けて行うということがわかるようにしておく（図3・2）とともに"アセスメントで明らかになった対象の状態・状況を指し示す看護診断名の選択ができる"ようにしておく必要があります。

* 看護診断名の理解の仕方については、p.109 "1) 多軸システム"を参照

2 看護診断とは何か

次に看護診断の定義をみてみましょう。『NANDA-I看護診断—定義と分類2018-2020』をみてみると、「看護診断とは、個人・家族・集団・地域社会（コミュニティ）の健康状態/生命過程に対する反応およびそのような反応への脆弱性についての臨床判断」[1]となっています。

この定義を詳細にみてみましょう。まず、看護診断とは何かを一言でいうと"看護診断とは、臨床判断、看護の視点での臨床判断"とい

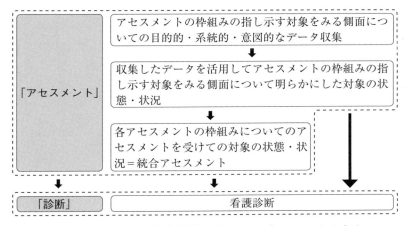

図3・2 妥当性の高い看護診断を行うための「アセスメント」と「診断」の関係

うことになります。次に、この"臨床判断"は誰が行うのかというと、定義に主体は明示されていませんが、臨床判断を行う主体は看護師です。したがって、"看護診断とは、看護師が行う臨床判断"ということになります。

次に、"看護師が行う臨床判断"の対象をみてみると、"個人・家族・集団・地域社会(コミュニティ)"ということになります。

ここまでのところで、"看護診断とは、看護師が行う個人・家族・集団・地域社会(コミュニティ)についての臨床判断"ということになります。

次に、看護師はどんなことについての臨床判断を行うのかをみてみると、「健康状態/生命過程に対する反応およびそのような反応への脆弱性についての臨床判断」ということになります。

そこで、「健康状態/生命過程に対する反応およびそのような反応への脆弱性についての臨床判断」とは、どのようことなのかをみてみましょう。

まずは、「健康状態に対する反応およびそのような反応への脆弱性についての臨床判断」についてですが、これは対象の状態・状況を看護の視点でみた場合の援助の必要性を判断したものです。"健康状態に対する反応"とは、対象の状態・状況において実在している看護援助の必要性(問題焦点型看護診断、ヘルスプロモーション型看護診断)、"健康状態に対する反応への脆弱性についての臨床判断"とは、対象の状態・状況において潜在している看護援助の必要性(リスク型看護診断)の判断を指しています。

次に、「生命過程に対する反応およびそのような反応への脆弱性についての臨床判断」についてですが、これは人が生まれてから亡くなるまでのライフプロセスにおける看護援助の必要性を判断したものです。この判断は、たとえば妊娠・出産・産褥期における、医学的治療を必要としている子どもと親のかかわりにおいて、加齢に伴う身体的・精神的な側面に対して看護援助が必要になる場合などに行います。"生命過程に対する反応"とは、ライフプロセスにおいて実在している看護問題に対する援助の必要性(問題焦点型看護診断、ヘルスプロモーション型看護診断)、"生命過程に対する反応への脆弱性についての臨床判断"とは、ライフプロセスにおいて潜在している看護問題に対する援助の必要性(リスク型看護診断)の判断を指しています。

以上のことから、"看護診断とは、健康状態に対する反応およびそのような反応への脆弱性について、生命過程に対する反応およびそのような反応への脆弱性について看護師が行う個人・家族・集団・地域社会(コミュニティ)についての臨床判断"ということになります(表3・1)。

表3・1　看護診断とは何か

「看護診断とは、個人・家族・集団・地域社会(コミュニティ)の健康状態/生命過程に対する反応およびそのような反応への脆弱性についての臨床判断」 すなわち 看護診断とは、健康状態に対する反応およびそのような反応への脆弱性について、生命過程に対する反応およびそのような反応への脆弱性について看護師が行う個人・家族・集団・地域社会(コミュニティ)についての臨床判断

次に、看護診断とは何かという理解を受けて、看護師が行う個人・家族・集団・地域社会(コミュニティ)についての臨床判断」には、どのような判断があるのかを看護診断の種類(タイプ)でみてみましょう。

3　NANDA-I 看護診断の種類(タイプ)

NANDA-I 看護診断の種類(タイプ)を表3・2に示します。ここから明らかなようにNANDA-I 看護診断の種類(タイプ)には、問題焦点型看護診断、リスク型看護診断、ヘルスプロモーション型看護診断があります。

次では、これらの看護診断はどのようなものなのかについてみてみましょう。

表3・2 看護診断の種類（タイプ）

問題焦点型看護診断
個人・家族・集団・地域社会（コミュニティ）の、健康状態/生命過程に対する**好ましくない人間の反応**についての臨床判断[†] すなわち 看護診断を行ううえで必要な診断指標が存在することによって、臨床的に健康上の問題が確認されている状態・状況
リスク型看護診断
個人・家族・集団・地域社会（コミュニティ）の、健康状態/生命過程に対する好ましくない人間の反応の発症につながる、**脆弱性**についての臨床判断[†] すなわち 看護診断を行ううえで必要な診断指標の存在は確認されていないが、臨床的に健康上の問題を引き起こす可能性の高い因子が確認されている状態・状況
ヘルスプロモーション型看護診断
安寧の増大や人間の健康の可能性の実現に関する**意欲と願望**についての臨床判断。反応は特定の健康行動強化へのレディネスとなってあらわれ、どのような健康状態でも使うことができる。健康行動強化へのレディネスを表現できないクライアントの場合、看護師はヘルスプロモーションに向けた状態を見きわめ、クライアントのために行動できる。ヘルスプロモーション反応は、個人・家族・集団・地域社会（コミュニティ）に存在する[†] すなわち 今の状態よりもさらに高いレベルの健康状態への移行を示す状態・状況

[†] 出典：T. ヘザー・ハードマン、上鶴重美 編、"NANDA-I看護診断—定義と分類 2018-2020"、医学書院（2018）、pp. 38-39.

◆ 問題焦点型看護診断

　問題焦点型看護診断とは、「個人・家族・集団・地域社会（コミュニティ）の健康状態/生命過程に対する好ましくない人間の反応についての臨床判断」[2]です。

　わかりやすくいうと、看護診断を行ううえで必要な診断指標（症状・徴候）が存在することによって、臨床的に健康上の問題が確認されている状態・状況を示す看護診断です。さらにわかりやすくいうと、表2・21で述べた1つ目のパターン"（対象の状態・状況を明らかにした結果）、症状・徴候を根拠として問題があると判断されたときの問題"は、"今、実際に問題状態・状況が現象として現れている健康上の問題"で、この健康上の問題を看護診断名を用いて表現したものが「問題焦点型看護診断」ということになります。

　したがって、「問題焦点型看護診断」とは、今まで便秘、不安、嚥

下障害、不眠、褥瘡、急性混乱など"現在、症状や徴候があることで問題がある"と判断していた対象の状態・状況を看護診断名を用いて表現した対象の状態・状況といえます。

◆ リスク型看護診断

リスク型看護診断とは、「個人・家族・集団・地域社会(コミュニティ)の健康状態/生命過程に対する好ましくない人間の反応の発症につながる、脆弱性についての臨床判断」[3]です。

わかりやすくいうと、看護診断を行ううえで必要な診断指標(症状・徴候)の存在は確認されていないが、臨床的に健康上の問題を引き起こす可能性の高い因子が確認されている状態・状況を示す看護診断です。さらにわかりやすくいうと、表2・21で述べた2つ目のパターン"(対象の状態・状況を明らかにした結果)、現在、症状・徴候はないが、症状・徴候を引き起こす可能性のある潜在的な因子があると判断されたときの問題"は、"今、実際に問題状態・状況が現象として現れてはいないが、このままの状態・状況が続けば、問題状態・状況が現象として現れる可能性のある潜在的な因子が確認されているため、潜在的な因子に対して予防策を立ててかかわり、現象としての問題の発現を防いでいこうという健康上の問題"で、この健康上の問題を看護診断名を用いて表現したものが「リスク型看護診断」ということになります。

したがって、「リスク型看護診断」とは、今まで転倒の可能性(転倒リスク状態)、感染の可能性(感染のリスク状態)、誤嚥の可能性(誤嚥リスク状態)、褥瘡の可能性(褥瘡のリスク状態)など"現在、症状や徴候はないが、症状や徴候を引き起こす潜在的な因子が確認されていることから問題がある"と判断していた対象の状態・状況を看護診断名を用いて表現した場合の対象の状態・状況といえます。

◆ ヘルスプロモーション型看護診断

ヘルスプロモーション型看護診断とは、「安寧の増大や人間の健康の可能性の実現に関する意欲と願望についての臨床判断。反応は特定の健康行動強化へのレディネスとなってあらわれ、どのような健康状態でも使うことができる。健康行動強化へのレディネスを表現できないクライアントの場合、看護師はヘルスプロモーションに向けた状態を見きわめ、クライアントのために行動できる。ヘルスプロモーション反応は、個人・家族・集団・地域社会(コミュニティ)に存在す

る」[4]です。

わかりやすくいうと、今の状態よりもさらに高いレベルの健康状態への移行を示す看護診断です。さらにわかりやすくいうと、表2・21で述べた3つ目のパターン"（対象の状態・状況を明らかにした結果）、今の状態・状況を強化していく必要があると判断されたときの問題"は、"今の状態・状況をもっとよくしていこうという健康上の課題"で、この健康上の問題を看護診断名を用いて表現したものが「ヘルスプロモーション型看護診断」ということになります。

ここで、ヘルスプロモーション型看護診断を行うさいの留意点をみてみましょう。「ヘルスプロモーション型看護診断」は、"今の状態・状況をもっとよくしていきたい、すなわち、健康レベルをもっとあげていきたい"というときに使用する看護診断です。

この看護診断を行うときは、"今の健康レベルをもっとあげていきたい"という対象の思いが重要になるため、診断指標に「症状管理の向上を望む」「睡眠の向上を望む」「自己概念の向上を望む」などの対象の思いを表す指標があります。

したがって、ヘルスプロモーション型看護診断を行うときには、対象の思いを表す診断指標の確認が重要になります。

しかし、「ヘルスプロモーション型看護診断」の定義が、2018年の改訂で「健康行動強化へのレディネスを表現できないクライアントの場合、看護師はヘルスプロモーションに向けた状態を見きわめ、クライアントのために行動できる。ヘルスプロモーション反応は、個人・家族・集団・地域社会（コミュニティ）に存在する」と変更されたことから、何らかの障害があり自分で意思表示できない対象に対しても、看護者側が、"今の健康レベルをもっとあげていきたい"と思ったときにはヘルスプロモーション型看護診断を使うことができます。

どうですか？　看護診断の種類からも「看護診断」を行うさいの根幹部分の考え方は、今まで「看護問題の明確化を図る」さいに活用してきた看護過程における「アセスメント」→「診断」という一連の思考プロセスと同じであることがわかったと思います。

次では、問題焦点型看護診断、リスク型看護診断、ヘルスプロモーション型看護診断それぞれの表現方法をみてみましょう。

4　NANDA-I看護診断の表現方法

NANDA-I看護診断の表現方法は、問題焦点型看護診断、リスク型

看護診断、ヘルスプロモーション型看護診断それぞれで異なります。

リスク型看護診断の診断名は、すべて「～リスク状態」という表現になっています(表3・3)。ヘルスプロモーション型看護診断の診断名は、すべて「～促進準備状態」という表現になっています(表3・4)。

表3・3 リスク型看護診断の表現方法

看護診断名	定義[†](語尾は"おそれのある状態"という言葉を含む)
血糖不安定リスク状態	血糖値が正常範囲から変動しやすく、健康を損なうおそれのある状態
便秘リスク状態	通常の排便回数が減り、排便困難や不完全な便の排出が起こりやすく、健康を損なうおそれのある状態
急性混乱リスク状態	短時間に発症する、意識、注意、認知、知覚の可逆的障害が起こりやすく、健康を損なうおそれのある状態
介護者役割緊張リスク状態	家族や重要他者のための、ケアの責任・期待・行動を全うすることが、困難になりやすく、健康を損なうおそれのある状態
誤嚥リスク状態	気管や気管支に、消化管分泌物・口腔咽頭分泌物・固形物・液体が入りやすく、健康を損なうおそれのある状態
自己傷害リスク状態	緊張を和らげるために、致命傷にならないように意図的に自分を傷つけ、組織にダメージを与える行動をとりやすい状態

[†]出典:T. ヘザー・ハードマン、上鶴重美 編、"NANDA-I 看護診断―定義と分類 2018-2020"、医学書院(2018)、p.207、233、313、351、489、539.

表3・4 ヘルスプロモーション型看護診断の表現方法

看護診断名	定義[†](語尾は"さらなる強化の可能な状態")
健康管理促進準備状態	病気やその後遺症の治療計画を調整して日々の生活に取り入れるパターンが、さらなる強化の可能な状態
栄養促進準備状態	栄養摂取パターンが、さらに強化可能な状態
睡眠促進準備状態	休息や望ましいライフスタイルの維持をもたらす、自然で周期的な相対的意識の停止パターンが、さらに強化可能な状態
自己概念促進準備状態	自分自身についての感じ方や考え方のパターンが、さらに強化可能な状態
出産育児行動促進準備状態	安寧を確保するための、健康的な妊娠、出産、新生児ケアの準備や維持のパターンが、さらに強化可能な状態
レジリエンス促進準備状態	認識された困難あるいは変化する状況から、ダイナミックな適応プロセスを通して回復する能力のパターンが、さらに強化可能な状態

[†]出典:T. ヘザー・ハードマン、上鶴重美 編、"NANDA-I 看護診断―定義と分類 2018-2020"、医学書院(2018)、p.175、183、257、335、386、438.

また、問題焦点型看護診断の診断名は、「〜リスク状態」や「〜促進準備状態」という言葉がつかない表現になっています（表3・5）。

表3・5　問題焦点型看護診断の表現方法

看護診断名	定　義[†]
移乗能力障害	隣接する面から面への、自力移動に限界のある状態
移転ストレスシンドローム	ある環境から別の環境へ移動した後に生じる、生理的な混乱や心理社会的な混乱
摂食セルフケア不足	1人で食べられない状態
言語的コミュニケーション障害	象徴（シンボル、記号）システムを受け取り、処理し、伝え、用いる能力の、どれかあるいはすべての低下、遅延、消失がある状態
不　安	自律神経反応を伴う、漠然として不安定な不快感や恐怖感（本人に原因は特定できないかわからないことが多い）で、危険の予感によって生じる気がかりな感情。身に降りかかる危険を警告する合図であり、脅威に対処する方策を講じさせる
非効果的気道浄化	きれいな気道を維持するために、分泌物または閉塞物を気道から取り除くことができない状態

[†] 出典：T. ヘザー・ハードマン、上鶴重美 編，"NANDA-I 看護診断—定義と分類 2018-2020"，医学書院（2018），p.270、301、324、398、403、487.

5　看護診断名を用いる意義

看護診断名を用いる意義としてはおもに以下の3つがあります。
- ◆　看護の専門領域を提示することができる
- ◆　対象の状態・状況に対する共通認識をもつことができる
- ◆　表現の困難な対象の状態・状況をより的確に表現することができる

この3つの意義としてをもう少し具体的にみてみましょう。

◆　看護の専門領域を提示することができる

これは、看護師の責任範囲において解決できる健康上の問題を看護診断名を用いて明示することによって、"おもに看護師はどのような健康上の問題を解決するのか＝看護師はどのような健康上の問題にかかわっていくのか"を医療関係者はじめ多くの人々に提示することができるということです。

ただし、このような看護診断名の提示によって、「おもに看護師は

どのような健康上の問題を解決するのか＝看護師はどのような健康上の問題にかかわっていくのか」に対する理解を可能にするためには、前提条件があります。

　その前提条件とは、胃がんといえば"胃に悪性腫瘍が生じた状態"、脳梗塞といえば"脳の血管の一部が閉塞した状態"など疾患名によって対象の疾病状態がわかる医学診断のように、「非効果的呼吸パターン」といえば"吸気と呼気の両方またはいずれか一方で、十分に換気できていない状態"、「急性混乱」といえば"短期間に進行する、意識・注意・認知・知覚の可逆的障害で、持続期間が3カ月未満の状態"、「悲嘆複雑化」といえば"重要他者の死後に起こる障害で、死別に伴う苦悩の経験が、標準的な期待どおりに進まないことによっておこる機能障害"など看護診断名によって対象の看護問題状態・状況がわかるということです。

　ここで、現段階において、NANDA-I 看護診断にある 244 すべての看護診断を使えるのかということをみてみましょう[5]。

　「NANDA-I 看護診断使用に関する国際的留意事項」として、次のように指摘しています。「NANDA-I 看護診断の利用が世界各地で増えるにつれ、看護業務範囲の違いに関する課題、看護実践モデルの多様性、法律や規制の違い、看護師の能力や教育の違いに対応しなければならなくなっている」「一部の国では、現在の看護業務範囲と相いれないため、看護師は生理学的機能に関する看護診断を利用できない」「NANDA-I 分類法に含まれるすべての看護診断が、現場のあらゆる看護師に適切というわけではないし、今までもそうではなかった。診断によっては専門領域に特化し、必ずしも臨床現場のすべての看護師に使われる必要のないものがある。（中略）さらに分類法には、看護師が働いている特定の領域の看護の業務範囲や実践基準から、外れている診断があるかもしれない。このような場合、特定の地域で、看護の業務範囲や実践基準から外れている診断は、実践にふさわしくないし、使うべきではない」「すべての看護師は、免許を与えられている、実践基準と範囲を熟知しておく必要があり、そのなかで働かなくてはならない」といわれていることから、244 すべての看護診断を使えるとはいえません。

　したがって、看護診断を活用するさいは、「診断（看護問題）」とは何か（p.47）で述べたように、その看護診断名の指し示す対象の状態・状況は、看護師が責任をもって対処できる健康上の問題かどうかを判断する必要があります。

◆ 対象の状態・状況に対する共通認識をもつことができる

　これは、上記と関係しますが、医学診断を用いて表現することによって対象の疾病状態が共通理解できるように、看護援助が必要になる対象の状態・状況を看護診断名を用いて表現することによって、看護診断名の指し示す対象の状態・状況が共通理解できるということです。

　ただし、看護援助が必要になる対象の状態・状況を看護診断名を用いて表現することによって、看護診断名の指し示す対象の状態・状況が共通理解できるためには、前提条件があります。

　その前提条件とは、看護診断名を用いるどの看護師も「その看護診断名」の指し示す対象の状態・状況(「その看護診断名」の定義)がわかっているということです。

　ここで、看護援助が必要になる対象の状態・状況を看護診断名を用いて表現することによって、看護診断名の指し示す対象の状態・状況(その「看護診断名」の定義)が共通理解できるとはどのようなことなのかを表3・6に示します。

◆ 表現の困難な対象の状態・状況をより的確に表現することができる

　これは、アセスメントによって看護援助の必要な対象の状態・状況は明らかになっているが、その状態・状況をどのような言葉で表現したらよいのかがわからないときに、その状態・状況を指し示す看護診断名がわかっていると容易にその状態・状況を表現することができるということです。

　時に、看護援助の必要な対象の状態・状況は明らかになっているが、その状態・状況を指し示す看護診断名がわからないために、看護問題として提示することなく、その問題状態・状況に気づいたそれぞれの看護師がそれぞれの方法でかかわっているということを聞くことがあります。また、看護援助の必要な対象の状態・状況には気づいてはいるが、その状態・状況を指し示す看護診断がわからないために、看護問題として提示されることなく、その結果、対象に必要な援助が提供されないということを聞くことがあります。

　このような現象が生じないためには、対象の状態・状況を指し示す看護診断名がわかっているとよいです。

　そこで、次では、対象の状態・状況を指し示す看護診断名がわかっていると容易にその状態・状況を表現することができるとはどのようなことなのかを事例4に示します。

表3・6　看護診断名の指し示す対象の状態・状況の共通理解例

例1　状態・状況：むかむかする
　　　　　　　　　　気持ち悪い
　　　　　　　　　　吐きそう
　　　　　　　　　　オエッとしそう
　　　　　　　　　　吐き気がする

　上記のように表現される状態は看護診断名「悪心」となることが多い。

⬇

「悪心」の定義[†]：のどの奥や胃に不快感を覚える主観的現象で、嘔吐を引き起こすこともあれば、そうでないこともある状態

　看護診断名を確定するさいは、さらに対象の状態・状況と診断指標との一致を確認することが不可欠である。

例2　状態・状況：家で祖父の面倒をみることはできない
　　　　　　　　　　家に祖父を引き取れない
　　　　　　　　　　家に祖父が退院してきても困る
　　　　　　　　　　祖父が家に帰っても面倒をみる人がいない

　上記のように表現される状態は看護診断名「介護者役割緊張」となることが多い。

⬇

「介護者役割緊張」の定義[†]：家族や重要他者のための、ケアの責任・期待・行動を全うすることが、困難になっている状態

　看護診断名を確定するさいは、さらに対象の状態・状況と診断指標との一致を確認することが不可欠である。

例3　状態・状況：ベッド上で寝返ることができない
　　　　　　　　　　ベッド上で1人で坐位になることができない
　　　　　　　　　　（力ひもを使ってやっと坐位になることができる）
　　　　　　　　　　ベッド上での寝返りに時間がかかる

　上記のように表現される状態は看護診断名「床上移動障害」となることが多い。

⬇

「床上移動障害」の定義[†]：床上での、ある体位から別の体位への、自力動作に限界のある状態

　看護診断名を確定するさいは、さらに対象の状態・状況と診断指標との一致を確認することが不可欠である。

[†]出典：T.ヘザー・ハードマン、上鶴重美 編、"NANDA-I看護診断―定義と分類 2018-2020"、医学書院(2018)、p.571(例1)、347(例2)、260(例3).

事例4　問題表現の困難な対象の状態・状況を「看護診断名」で容易に表現できる例

例1　Aさん　65歳男性　脳梗塞で入院

状　況：

　脳梗塞によって右半身に不完全麻痺が生じたため、現在、リハビリテーションを行い、機能回復を図っている。特に、右手の麻痺はリハビリテーションによって、かなりの改善が見込めるため、作業療法士や医師や看護師からは、"時間がかかっても、自分でできることは自分でやるように"といわれている。そのため現在、Aさんはできるだけ自分でやろうと頑張っている。

　しかし、毎日見舞いにくる(面会時間の開始直後から終了直前までいる)妻は、Aさんが何かをしようとすると、「私がするから」「お父さんはしなくていいから」といい、妻が行ってしまう。

　看護師が妻に「時間がかかっても、自分でできることは自分でやっていただいた方が麻痺はよくなりますよ」というと、妻は「かわいそうでみていられない」「あんなに時間をかけてやると疲れてしまうんじゃないかと思って」といい、相変わらず、妻が行っている。Aさんが「自分でできることは自分でするからいいよ」と妻にいっても「あらっ、大丈夫？　できる？　いいの、いいの、私がやるから」といって、相変わらず、妻が行っている状況である。

看護師のかかわり：

　Aさんのできることでも妻がやっているのを目にするたびに、「時間がかかっても、自分でできることは自分でやっていただいた方が麻痺はよくなりますよ」といい、可能な限りAさんが「時間がかかっても、自分でできることは自分でできるように」かかわった。

　しかし、看護問題として、この状況をどのように表現したらよいのかがわからず、問題をあげないでかかわった。

↓

診断仮説

「家族コーピング機能低下」

定　義**：**

　患者が健康課題に関連した適応課題を管理またはやり遂げるのに必要としているにもかかわらず、通常なら支援的なプライマリパーソン(家族構成員、重要他者、親しい友人)からのサポート・慰め・援助・励ましが、十分でない、役に立っていない、あるいは低下している状態

　　看護診断名を確定するさいは、さらに対象の状態・状況と診断指標との一致を確認することが不可欠である

つづく

事例4　問題表現の困難な対象の状態・状況を「看護診断名」で容易に表現できる例(つづき)

例2　Bさん　89歳男性　発熱と脱水、倦怠感で入院

状　況：
　Bさんは、病状が回復してきたため、ベッド上安静から安静度フリーになった。そこで、トイレにも行くことができるようになったが、しばしば、尿を漏らしてしまうことがあるため、一時的にオムツを使用することにした。
　Bさんに訊くと、尿意はあってトイレに行くが、途中で我慢できずに、漏れてしまうことがあるとのことであった。

看護師のかかわり：
　Bさんは、ベッド上安静をしていたことや年齢的なことから動作が緩慢になっており、尿意を感じてからトイレに到着するまでに時間がかかることから尿を漏らしてしまうと判断し、時間でトイレ誘導し、尿が漏れることのないようにかかわった。
　しかし、看護問題として、この状況をどのように表現したらよいのかがわからず、問題をあげないでかかわった。

↓

診断仮説
「機能性尿失禁」

定　義：
　通常は自制できる人が、トイレに間に合わず、意図しない排尿を回避できない状態

　看護診断名を確定するさいは、さらに対象の状態・状況と診断指標との一致を確認することが不可欠である

事例4 問題表現の困難な対象の状態・状況を「看護診断名」で容易に表現できる例(つづき)

例3　Cさん　69歳女性　変形性膝関節症の人工関節置換術予定で入院

状　況：
　朝の状態観察時、看護師が昨日の排尿回数と排便回数を訊くと、いつも「昨日は、便が出なくて」「昨日は、少ししか便が出なくて」「家では、毎日きちんと便が出るようにしばしば薬を飲んでいたんですけど……。ここでも、お通じのよくなる薬を出してもらえますか？」などといい、排便にこだわっていた。
　そこで、「毎日きちんと出なくても、1〜2日ぐらい様子をみてもいいと思う」と伝えるが、「毎日、きちんと出ないとすっきりしない」とのことで、緩下剤を処方してもらい、「昨日は、便が出なくて」「昨日は、少ししか便が出なくて」といいながら、毎日、緩下剤を内服している。

看護師のかかわり：
　この間、看護師は、Cさんにそれとなく、「毎日排便がなくても、そんなに気にすることはない」ということを伝え、緩下剤の内服回数が少しでも減るようにかかわった。
　しかし、看護問題として、この状況をどのように表現したらよいのかがわからず、問題をあげないでかかわった。

↓

診断仮説
「知覚的便秘」

定　義[†]：
　便秘だと自己診断し、必ず毎日排便すべく、下剤、浣腸、坐薬を乱用している状態

　看護診断名を確定するさいは、さらに対象の状態・状況と診断指標との一致を確認することが不可欠である

つづく

事例4　問題表現の困難な対象の状態・状況を「看護診断名」で容易に表現できる例(つづき)

> **例4**　Dさん　76歳女性　間質性肺炎と診断され入院
>
> **状　況:**
>
> 　医師から「このタイプの肺炎は原因が不明である。このタイプの肺炎には、ステロイドを使うとよいといわれているが、治療効果があるとはっきりとはいえない。このような状況ではあるが、ステロイドでの治療を行いますか」といわれた。
>
> 　Dさんは、「効くか、効かないかわからないなんて……。もし、この治療をして効かなかったらどうなるのか」「でも、ステロイドを使わなかったらこのままだから、ステロイドを使った方がいいのか」といっていた。また、「ステロイドを使うと、ムーンフェイスになったり、糖尿病になったり、骨粗鬆症になったりとさまざまな副作用があると聞いたが、ステロイドを使っても大丈夫なのか」と医師に訊いていた。医師は、「ムーンフェイスに対する対処法はないが、その他の副作用に対しては、きちんと対処していく」といっていた。
>
> 　その後、Dさんは、娘がもってきたステロイドに関する文献で、ステロイドの副作用や同じような疾患に対してのステロイドの効果を調べていた。そして、医師や看護師に「多くの人はどうしているのか、やはりステロイドを使う人が多いのか」と訊いていた。
>
> 　このような状態が1週間続いたため、医師より「一旦、退院して家族でどうするかを相談してきてはどうか」との提案があった。
>
> **看護師のかかわり:**
>
> 　この間、看護師は、Dさんの思いを聴いたり、Dさんが必要としている情報を提供して、ステロイドの治療を受けるか受けないかの選択ができるようにかかわった。
>
> 　しかし、看護問題として、この状況をどのように表現したらよいのかがわからず、問題をあげないでかかわった。
>
>
>
> **診断仮説**
> 「意思決定葛藤」
>
> **定　義**[†]**:**
>
> 　競合する選択肢は、価値観と信念に対する挑戦・危険・損失を伴っているため、とるべき行動方針に不確かさを感じている状態
>
> 　看護診断名を確定するさいは、さらに対象の状態・状況と診断指標との一致を確認することが不可欠である

[†] 出典: T.ヘザー・ハードマン、上鶴重美 編、"NANDA-I 看護診断—定義と分類 2018-2020"、医学書院(2018)、p.412(例1)、224(例2)、235(例3)、463(例4).

次は、看護診断ができるようになるために理解しておく必要のある「看護問題」として問題を明確にするプロセス(看護問題を自分の言葉で表現するプロセス)と「看護診断」として問題を明確にするプロセス(看護問題を共通言語である看護診断名で表現するプロセス)の共通点と相違点をみてみましょう。

6 「看護問題」として問題を明確にするプロセスと「看護診断」として問題を明確にするプロセスの共通点と相違点

ここでは、「看護問題」として問題を明確にするプロセスと「看護診断」として問題を明確にするプロセスの共通点と相違点をみてみます。

◆ 共通点

表3・7に示すように、「看護問題」として問題を明確にするプロセスと「看護診断」として問題を明確にするプロセスの共通点は、看護過程の5つの構成要素のなかの「アセスメント」の手続きです。

すなわち、「アセスメント」段階で、"アセスメントの枠組みごとに目的的・系統的・意図的にデータ収集を行う → 収集したデータを活用してアセスメントの枠組みについての対象の状態・状況を明らかにする → ここで明らかになった各アセスメントの枠組みでのアセスメントを受けて統合アセスメントを行う"という手続きは「看護問題」として自分の言葉で問題を明確にするプロセスにおいても「看護診断」として看護診断名という共通言語を用いて問題を明確にするプロセスにおいても全く同じです。

表3・7 「看護問題」として問題を明確にするプロセスと「看護診断」として問題を明確にするプロセスの共通点

共通点	「アセスメント」の手続き
	アセスメントの枠組みごとに目的的・系統的・意図的にデータ収集を行う
	⬇
	収集したデータを活用してアセスメントの枠組みについての対象の状態・状況を明らかにする
	⬇
	上記で明らかになった各アセスメントの枠組みでのアセスメントを受けて統合アセスメントを行う

◆ 相違点

「看護問題」として問題を明確にするプロセスと「看護診断」として問題を明確にするプロセスの相違点は、「診断」の手続きです。「看護診断」として対象の状態・状況を表現する場合は、共通言語としての看護診断名を用いる、共通言語としての看護診断名を用いたら本当に「その看護診断名」でよいかを確認するという2点です（表3・8）。

もう少し具体的にみてみましょう。

1つ目の相違点である共通言語としての看護診断名を用いるというのは、「看護問題」として対象の状態・状況を明確にする場合は、自分の言葉でどのように表現してもよいですが、「看護診断」として対象の状態・状況を明確にする場合は、看護診断名を用いて表現するということです[*1]。

2つ目の相違点である共通言語としての看護診断名を用いたら本当に「その看護診断名」でよいかどうかを確認するというのは、対象の状態・状況を「看護問題」として自分の言葉で表現した場合は、ここで終了ですが、「看護診断」として共通言語である看護診断名を用いて表現した場合は、本当に"その看護診断名"でよいかどうかを確認するための手続きが付け加わるということです[*2]。

[*1] 「看護問題」と「看護診断」の表現の比較については、p.3 表1・1を参照

[*2] 本当に"その看護診断"でよいかどうかの確認方法は、p.84 "1）看護診断プロセス"を参照

表3・8 「看護問題」として問題を明確にするプロセスと「看護診断」として問題を明確にするプロセスの2つの相違点

相違点	看護問題	看護診断
問題表現の方法	自分の言葉で対象の状態・状況を表現する	看護診断名を用いて対象の状態・状況を表現する
問題表現の妥当性の確認	確認はない	本当に〈その〉看護診断名でよいかを確認する

以上のことから、「看護問題」として問題を明確にするプロセスと「看護診断」として問題を明確にするプロセスの相違点は、「アセスメント」の次の「診断」で、「看護診断」として対象の状態・状況を表現する場合は、自分の言葉で表現するのではなく、看護診断名を用いること、看護診断名を用いたら、本当に「その看護診断名」でよいかを確認することの2点であることが明らかになりました。

このことから「看護問題」として自分の言葉で問題を明らかにすることができれば、看護診断名を用いて問題を明らかにすることが容易にできるということがよりいっそう明確になったと思います。

しかし、看護診断名を用いて対象の状態・状況を明らかにするさいに知っておく必要のあることが少しだけあります。

そこで、次では、看護診断名を用いて対象の状態・状況を明らかにするうえで必要となる知識、すなわち、看護診断プロセスを理解するうえで必要となる知識について説明していきます。

2　看護診断プロセスを理解するうえで必要となる知識

ここでは、看護診断プロセスを理解するうえで必要となる知識について説明していきます。

1　NANDA-I看護診断を説明するさいの要素

NANDA-I看護診断はどのような項目で説明されているのかをNANDA-I看護診断の説明パターンでみてみましょう。

看護診断の説明パターンには、「定義」「診断指標」「関連因子」での説明パターン（表3・9）、「定義」「危険因子」での説明パターン

表3・9　「定義」「診断指標」「関連因子」での説明パターン

看護診断	下痢

定　義
軟らかい無形便の排出がみられる状態

診断指標
- □ 腹痛
- □ 便意切迫感
- □ 腸のひきつれ
- □ 腸音の亢進
- □ 24時間に3回以上のゆるい水様便

関連因子
- □ 不安
- □ ストレスレベルの上昇
- □ 下剤の乱用
- □ 物質乱用

ハイリスク群
- □ 汚染物質への曝露
- □ 毒素への曝露
- □ 不衛生に調理された食品の摂取

出典：T. ヘザー・ハードマン、上鶴重美 編、"NANDA-I看護診断—定義と分類 2018–2020"、医学書院（2018）、p.241.

表3・10 「定義」「危険因子」での説明パターン

看護診断　誤嚥(ごえん)リスク状態

定　義

気管や気管支に、消化管分泌物・口腔咽頭分泌物・固形物・液体が入りやすく、健康を損なうおそれのある状態

危険因子

- □ 上半身挙上を阻む障壁
- □ 消化管運動の低下
- □ 効果のない咳嗽
- □ 修正可能な因子についての知識不足

関連する状態

- □ 気道れん縮
- □ アレルギー性の気道
- □ 気管支喘息
- □ 慢性閉塞性肺疾患(COPD)
- □ 肺胞内の滲出液
- □ 気管支壁の過形成
- □ 感染
- □ 神経筋障害
- □ 人工気道の存在

出典：T.ヘザー・ハードマン、上鶴重美 編、"NANDA-I 看護診断―定義と分類 2018-2020"、医学書院(2018)、p.489.

表3・11 「定義」「診断指標」での説明パターン

看護診断　栄養促進準備状態

定　義

栄養摂取パターンが、さらに強化可能な状態

診断指標

- □ 栄養摂取の向上を望む

出典：T.ヘザー・ハードマン、上鶴重美 編、"NANDA-I 看護診断―定義と分類 2018-2020"、医学書院(2018)、p.183.

（表3・10）、「定義」「診断指標」での説明パターン（表3・11）があり、この3パターン以外の説明パターンはありません。

次に、表3・9～11の説明パターンから、NANDA-I 看護診断を説明するさいの要素をみてみると、「診断名」「定義」「診断指標」「関連因子」「危険因子」という5つの要素のあることがわかります*（表3・12）。

次では、NANDA-I 看護診断を説明するさいの要素「診断名」「定

表3・12　NANDA-I 看護診断を説明するさいの要素

「診断名」「定義」「診断指標」「危険因子」「関連因子」

*「定義」「診断指標」「関連因子」で説明される看護診断は問題焦点型看護診断、「定義」「危険因子」で説明される看護診断はリスク型看護診断、「定義」「診断指標」で説明される看護診断はヘルスプロモーション型看護診断です。上記の各看護診断については p.56 "3) NANDA-I 看護診断の種類（タイプ）"を参照

義」「診断指標」「関連因子」「危険因子」それぞれの定義をみてみましょう。

2 NANDA-I 看護診断を説明するさいの要素の定義

NANDA-I 看護診断を説明するさいの要素の定義を表3・13に示します。

表3・13　NANDA-I 看護診断を説明するさいの要素の定義

診断名	診断の焦点(第1軸から)と判断(第3軸から)を少なくとも反映させ、診断に名称を与えている。関連する手がかりのパターンを表す簡潔な用語あるいは語句で、修飾語句を含むこともある[†]。 わかりやすくいうと、対象の状態・状況を表現するさいの共通言語。
定　義	明瞭で正確な説明であり、その意味を的確に描出し、類似の診断との区別に役立つ[†]。 わかりやすくいうと、看護診断名が指し示す対象の状態・状況。
診断指標	問題焦点型看護診断、ヘルスプロモーション型看護診断、またはシンドロームの所見としてまとまった観察可能な手がかり/推論。看護師が目で見ることのできるものだけを意味するのではなく、見る、聞く(例：患者/家族からの話)、触る、嗅ぐことができるものも含まれる[†]。 わかりやすくいうと、問題焦点型看護診断またはヘルスプロモーション型看護診断を行うさいの診断根拠。
関連因子	看護診断との間に一種のパターン的な関係が認められる因子。関連因子は「…に先行する」「…に伴う」「…に関連した」「…の一因となる」「…を助長する」と記述することができる。問題焦点型看護診断と問題焦点型シンドロームにのみ関連因子が必要になる。ヘルスプロモーション型看護診断では、診断をより明確にする場合にのみ用いる[†]。 わかりやすくいうと、問題焦点型看護診断を行うさいの対象の状態・状況を引き起こす一般的な因子。
危険因子	個人・家族・集団・地域社会(コミュニティ)の、健康に良くない出来事に対する脆弱性を増大させる、環境的因子および生理的・心理的・遺伝的・化学的因子。リスク型看護診断にのみ危険因子がある[†]。 わかりやすくいうと、リスク型看護診断を行うさいの対象の状態・状況を引き起こす可能性のある一般的な因子。

> シンドロームとは、同時に起こる特定の看護診断のまとまりを表す臨床判断であり、同じような介入によって、まとめて対処することが最善策になる。
> 必須条件：2つ以上の看護診断が診断指標/危険因子として必要になる。定義をより明確にしたい場合には関連因子を使う。

[†] 出典：T. ヘザー・ハードマン、上鶴重美 編、"NANDA-I 看護診断―定義と分類2018-2020"、医学書院(2018)、pp.152-153.

◆ 診断名

「診断名」とは、わかりやすくいうと、「対象の状態・状況を表現するさいの共通言語」です。

本書の第1章で述べたように「看護診断」としての共通言語(診断名)に対して、"言葉が難しくてどんなことをいっているのかわからない""今まで見たことも聞いたこともない言葉が並んでいてよくわからない"というような馴染みにくさがあったとしても、診断名(看護診断名)を覚えていくしかありません。医学診断においては組織球性髄質性細網症、シャルラン-スルーダー症候群、持続性身体表現性疼痛障害などあまり馴染みのない診断名がありますが、このような馴染みのない診断名をそのまま使用しているように、看護診断においても馴染みのない診断名(看護診断名)であったとしてもそのまま使うしかありません。ちなみに、看護診断名に慣れてくると、診断名に対する理解困難感や違和感はしだいになくなります。

◆ 定 義

「定義」とは、わかりやすくいうと、「看護診断名が指し示す対象の状態・状況」です。

これを理解するためには、多軸システム*がわかっているとよいです。多軸システムがわかると、看護診断名が指し示す対象の状態・状況に対する理解が深まり、看護診断が行いやすくなるばかりでなく、鑑別診断ができるようになります。

> *
> 多軸システムについては、p.109 "1) 多軸システム" を参照

◆ 診断指標

「診断指標」とは、わかりやすくいうと、「問題焦点型看護診断またはヘルスプロモーション型看護診断を行うさいの診断根拠」です。

この「診断指標」を医学診断における診断根拠にたとえてみると、医師が胃がん、肺炎、ネフローゼ症候群、関節リウマチ、筋萎縮性側索硬化症などなんらかの診断をするさいは、これらの疾患であると判断するにあたっての診断根拠(診断基準=判断基準)があります。この場合の診断根拠に相当するものが「診断指標」と捉えるとよいです。

◆ 関連因子

「関連因子」とは、わかりやすくいうと、「問題焦点型看護診断を行うさいの対象の状態・状況を引き起こす一般的な因子」です。さらにいえば、今、実際に問題状態・状況が現象として現れている健康上

の問題を「看護診断」として共通言語を用いて表現した「問題焦点型看護診断」の状態・状況に影響を及ぼす一般的な原因です。

◆ 危険因子

「危険因子」とは、わかりやすくいうと、「リスク型看護診断を行うさいの対象の状態・状況を引き起こす可能性があると考えられる一般的な因子」です。

さらにわかりやすくいうと、今、実際に問題状態・状況が現象として現れてはいないが、このままの状態・状況が続けば、問題状態・状況が現象として現れる可能性のある潜在的な因子が確認されているため、潜在的な因子に対して予防策を立てて関わり、現象としての問題の発現を防いでいこうという健康上の問題を看護診断名を用いて表現した「リスク型看護診断」の状態・状況を引き起こす可能性のある一般的な潜在的因子です。

次では、NANDA-I 看護診断を説明するさいの要素を、看護診断を行うさいにどのように活用していくのかをみてみましょう。

3 看護診断を行うさいの NANDA-I 看護診断の要素の活用方法

看護診断を行うさいの NANDA-I 看護診断の要素の活用方法とは、看護診断を行うさいに「診断名」「定義」「診断指標」「関連因子」「危険因子」をどのように活用していくのかということです。

表3・14　看護診断を行うさいの NANDA-I 看護診断の要素の活用方法

診断名	現在の対象の状態・状況を「看護診断」として共通言語を用いて表現するときに活用する
定　義	現在の対象の状態・状況と定義の状態・状況を照合することによって、「看護診断」を行うさいの対象の状態・状況を確認するときに活用する
診断指標	対象の症状・徴候と診断指標を照合することによって、「看護診断」を行うさいの根拠を確認するときに活用する（活用するのは、問題焦点型看護診断、ヘルスプロモーション型看護診断）
関連因子	現在の対象の状態・状況に影響を及ぼしていると考えられる因子を確認するときに活用する（活用するのは、問題焦点型看護診断）
危険因子	今後、出現する可能性のある対象の状態・状況に影響を及ぼすと考えられる因子を確認するときに活用する（活用するのは、リスク型看護診断）

看護診断を行うさいの NANDA-I 看護診断の要素の活用方法を表 3・14 に示します。

◆ 診断名

「診断名」は、現在の対象の状態・状況を「看護診断」として共通言語を用いて表現するときに活用します。

◆ 定　義

「定義」は、現在の対象の状態・状況と定義の状態・状況を照合することによって、「看護診断」を行うさいの対象の状態・状況を確認するときに活用します。

看護診断における「定義」の活用は、「看護問題」として問題を明確にするプロセスと「看護診断」として問題を明確にするプロセスの相違点の2つ目で述べた"対象の状態・状況を看護診断名を用いて表現した場合は、本当にその看護診断名でよいかを確認する手続きが付け加わる"(p.70)ということに関係します。具体的には、"アセスメントによって明らかになった対象の状態・状況"とその状態・状況を指し示す看護診断名は何かと考えて選択した「看護診断名」の定義の状態・状況が一致しているかどうかを検討するさいに活用します(事例5)。

また、「定義」は、「看護診断名」を決定するさいにアセスメントで明らかになった援助の必要があると思われる対象の状態・状況を指し示す「看護診断名」は何かと考え、援助の必要があると思われる対象の状態・状況を指し示すと思われる「看護診断名」を選択するという「診断仮説の設定」のさいにも活用します*。

このような活用においては、少なくとも「看護診断名」と「定義」をセットで覚えておく必要があります。もう少しわかりやすくいうと、「看護診断名」から「定義」がわかり、「定義」から「看護診断名」がわかるようにしておく必要があります。

---

* 「診断仮説の設定」方法については、p.86 "◆ 診断仮説の設定"を参照

事例5　定義の活用例

例1	Aさん　52歳男性　脳内出血からの回復期

　現在リハビリテーションにて、右の上肢・下肢の麻痺の回復を図っている段階である。麻痺は、かなり改善され、自分のことは自分でできるようになってきている。
　現在のリハビリテーションでの課題は、排泄行動が自分でできるようにすることである。Aさんは、早く、自分1人で排泄ができるようになりたいと、一生懸命がんばっている最中である。
　しかし、現在は、杖を使用しての見守りのなかでのトイレ移動（たまに援助必要）、パジャマのズボンの上げ下げに少しの援助を必要としている状況である。

データ	・脳出血の回復期 ・リハビリテーションにて右の上肢・下肢の麻痺の回復を図っている ・しだいに自分のことは自分でできるようになってきている ・現在のリハビリテーションでの課題は排泄行動 ・トイレ移動は杖を使用し、見守りのみでできている（たまに援助必要） ・パジャマのズボンの上げ下げに少しの援助が必要 **対象の状態・状況：** リハビリテーションにて右の上肢・下肢の麻痺の回復を図っており、しだいに自分のことは、自分でききるようになってきている。ADLにおける現時点での最大の課題は、排泄行動であり、これもしだいに自分できるようになってきているが、少しの援助が必要な状況である。
診断仮説の設定	看護診断「排泄セルフケア不足」 **定義**†：排便や排尿に関連する行為を、1人で完了できない状態
診断仮説の検討	上記の「対象の状態・状況」と看護診断「排泄セルフケア不足」の定義との一致を確認する。

例2	Bさん　47歳男性　糖尿病

　2年前から糖尿病の指導を受け、血糖コントロールをしている。「糖尿病による合併症が怖いので、何とか血糖コントロールができるようになりたい」といっているが、なかなか血糖コントロールができず、定期検査ではいつも高血糖を指摘されている。
　外来で高血糖を指摘されるたびに「仕事がら外食が多いんだけど、外食だとカロリーがよくわからないんだよね。一応、自分なりに計算はしているんだけど」「家では、家内の協力があり、指導されたとおりの食事をしているんだけどね」といっている。

データ	・糖尿病にて血糖コントロールをしている ・血糖コントロールをしようと思っているがなかなかできない

つづく

事例5　定義の活用例(つづき)

例2	Bさん　47歳男性　糖尿病(つづき)
データ (つづき)	・仕事がら外食が多く、外食のカロリーがわからないといっている ・家では、指導されたとおりの食事をしている **対象の状態・状況：** 糖尿病による血糖コントロールをしようという意欲はあり、家では、指導されたとおりの食事ができているが、仕事の関係で外食が多く、血糖コントロールができていない状況である。
診断仮説の設定	看護診断「非効果的健康管理」 **定義**[†]：病気やその後遺症の治療計画を調整して日々の生活に取り入れるパターンが、特定の健康目標を達成するには不十分な状態
診断仮説の検討	上記の「対象の状態・状況」と看護診断「非効果的自己健康管理」の定義との一致を確認する。
例3	Cさん　90歳女性　著しい衰弱にて入院

1人暮らしのCさんは、著しい衰弱状態で救急車にて入院した。衰弱が著しく、自力でベッド上での体位変換が困難な状態である。そこで、看護師が側臥位にすると、「仰向けの方が楽」といって、看護師が側臥位にしてもまもなく仰臥位になってしまう。
　入院直後の検査では、栄養状態が悪いことが明らかになった。また、るいそう(るい痩)著明で身体のあちらこちらの骨が突出している。

データ	・衰弱が著しい ・自力体動困難 ・「仰向けの方が楽」といって、仰臥位になってしまう ・栄養状態が悪い ・るいそう著明で身体のあちらこちらの骨が突出している
	対象の状態・状況： 栄養状態が悪く、るいそうのため骨の突出がみられているにもかかわらず、「仰向けの方が楽」といって、仰臥位を好んで同一体位をとっていることから褥瘡の生じやすい状態になっている。
診断仮説の設定	看護診断「褥瘡リスク状態」 **定義**[†]：圧迫または圧力とずれ力(剪断力)が相まった結果、骨突出部上の皮膚や下層組織に限局性の損傷が起きやすく、健康を損なうおそれのある状態
診断仮説の検討	上記の「対象の状態・状況」と看護診断「褥瘡リスク状態」の定義との一致を確認する。

事例5　定義の活用例(つづき)

例4　Dさん　62歳男性　脳梗塞からの回復期

　脳梗塞により右上下肢に麻痺が生じたが、リハビリテーションでかなり回復した。現在、杖を使用しての歩行練習を行っている。医師からは「杖歩行ができるようになったら退院です。杖なしで歩くようになるのはちょっと難しいかもしれません」といわれている。Dさんは、脳梗塞発症直後は、麻痺が生じたことで落ち込んでいたが、リハビリテーションが始まると、「麻痺が残っても仕方がない。こうなったら、やるだけやって少しでも麻痺がよくなるようにしていくしかない。自分が納得するまでがんばってみようと思っている」といい、しだいにリハビリテーションに意欲的に取り組むようになった。妻の話によると、「麻痺が残ったら残ったで仕方がない。ここまで治してもらって感謝している。今の状態だったら、再び仕事もできるし」といっているとのことである。

データ	・脳梗塞からの回復期 ・右上下肢に麻痺はかなり回復している ・現在、杖を使用しての歩行練習を行っている ・杖歩行ができるようになったら退院 ・脳梗塞発症直後は、麻痺が生じたことで落ち込んでいたが、今はリハビリテーションに意欲的に取り組んでいる ・「もし、麻痺が残っても仕方がない。こうなったら、やるだけやって少しでも麻痺がよくなるようにしていくしかない。自分が納得するまでがんばってみようと思っている」といっている ・「麻痺が残ったら残ったで仕方がない。ここまで治してもらって感謝している。今の状態だったら、再び仕事もできるし」といっている **対象の状態・状況：** 脳梗塞の回復期で、現在、リハビリテーションを行っており、杖歩行ができるようになったら退院という状況である。脳梗塞発症直後は、麻痺が生じたことで落ち込んでいたが、現在は、リハビリテーションに前向きに取り組み、現時点での自分の状態を受け入れ、退院後の生活像も思い描き、少しでも麻痺をよくしようとしている状況である。
診断仮説の設定	看護診断「自己概念促進準備状態」 **定義**[†]：自分自身についての感じ方や考え方のパターンが、さらに強化可能な状態
診断仮説の検討	上記の「対象の状態・状況」と看護診断「自己概念促進準備状態」の定義との一致を確認する。

[†] 出典：T. ヘザー・ハードマン、上鶴重美 編、NANDA-I 看護診断―定義と分類 2018-2020、医学書院(2018)、p.303(例1)、173(例2)、512(例3)、335(例4).

80　第3章　看護診断の理解

◆　診断指標

「診断指標」は、対象の症状・徴候と診断指標の症状・徴候を照合することによって、「看護診断」を行うさいの根拠を確認するときに活用します。

看護診断における「診断指標」の活用は、上記の「定義」同様、「看護問題」として問題を明確にするプロセスと「看護診断」として問題を明確にするプロセスの相違点の2つ目で述べた"対象の状態・状況を受けての看護問題を看護診断名を用いて表現した場合は、本当にその看護診断名でよいかを確認する手続きが付け加わる"ということに関係します。

具体的には、"アセスメントによって明らかになった対象の状態・状況"とその状態・状況を指し示す看護診断名は何かと考えて選択した「看護診断名」の定義の状態・状況が一致しているかどうかを検討した結果、"アセスメントによって明らかになった対象の状態・状況"とその状態・状況を指し示す看護診断名は何かと考えて選択した「看護診断名」の定義の状態・状況が一致しているという判断を受けて、次の確認段階である「対象の症状・徴候」と「診断指標」が複数一致しているかどうかを検討するさいに活用します（事例6）。

事例6　診断指標の活用例（事例5の例1、2、4に対応）

例1　Aさん　52歳男性　脳内出血からの回復期	
診断仮説の検討	定義の確認（事例5参照）の次は「対象の症状・徴候」と看護診断「排泄セルフケア不足」の「診断指標」との一致を確認する。
対象の症状・徴候： ・トイレ移動は杖を使用し、見守りのみでできている（たまに援助必要） ・パジャマのズボンの上げ下げに少しの援助が必要	診断指標[†]： ・トイレまでたどりつけない ・排泄時の衣服の上げ下げができない

例2　Bさん　47歳男性　糖尿病	
診断仮説の検討	定義の確認（事例5参照）の次は「対象の症状・徴候」と看護診断「非効果的健康管理」の「診断指標」との一致を確認する。
対象の症状・徴候： ・血糖コントロールをしようと思っているがなかなかできない ・仕事から外食が多い	診断指標[†]： ・治療計画を毎日の生活に組み込めない ・指示された治療計画への困難感

2 看護診断プロセスを理解するうえで必要となる知識　81

事例6　診断指標の活用例（事例5の例1、2、4に対応）（つづき）

例4	Dさん　62歳男性　脳梗塞からの回復期	
診断仮説の検討	定義の確認（事例5参照）の次は「対象の症状・徴候」と看護診断「自己概念促進準備状態」の「診断指標」との一致を確認する。	
	対象の症状・徴候：	診断指標[†]：
	・もし、麻痺が残っても仕方がない ・こうなったら、やるだけやって少しでも麻痺がよくなるようにしていくしかない。自分が納得するまでがんばってみようと思っている ・麻痺が残ったら残ったで仕方がない。ここまで治してもらって感謝している。今の状態だったら、再び仕事もできるし、といっている ・脳梗塞発症直後は、麻痺が生じたことで落ち込んでいたが、今はリハビリテーションに意欲的に取り組んでいる	・限界の受容 ・自己概念の向上を望む ・自分についての思いへの満足を表す ・言行一致

[†] 出典：T. ヘザー・ハードマン、上鶴重美 編、"NANDA-I 看護診断―定義と分類2018-2020"、医学書院(2018)、p.303（例1）、173（例2）、335（例4）．

◆ 関連因子

「関連因子」は、現在の対象の状態・状況に影響を及ぼしていると考えられる因子を確認するときに活用します。

具体的には、上記の"アセスメントによって明らかになった対象の状態・状況"とその状態・状況を指し示す看護診断名は何かと考えて選択した「看護診断名」の定義の状態・状況が一致しているかを検討した結果、"アセスメントによって明らかになった対象の状態・状況"とその状態・状況を指し示す看護診断名は何かと考えて選択した「看護診断名」の定義の状態・状況が一致していると判断し、次の確認段階である"対象の症状・徴候"と"診断指標"が複数一致しているかどうかを検討した結果、"対象の症状・徴候"と"診断指標"が複数一致していると判断したら、現在の対象の状態・状況に影響を及ぼしていると考えられる因子を確認するさいに活用します（事例7）。

ここで、「関連因子」の特定は非常に重要になることを強調しておきます。なぜ「関連因子」の特定が重要になるのかというと、前述したように「関連因子」とは、現在の対象の状態・状況に影響を及ぼしていると考えられる因子、わかりやすくいうと、現在の対象の状態・

事例7　関連因子の活用例（事例5および事例5の例1、2に対応）

例1	Aさん　52歳男性　脳内出血からの回復期
診断仮説の検討：	定義、診断指標の確認（事例5、6参照）の次は、「対象の状態・状況に影響を及ぼしていると考えられる因子」と看護診断「排泄セルフケア不足」の「関連因子」との一致を確認する。
対象の状態・状況に影響を及ぼしていると考えられる因子： ・脳出血の回復期 　リハビリテーションにて右の上肢・下肢の麻痺の回復を図っている	関連因子[†]： →・可動性障害

例2	Bさん　47歳男性　糖尿病
診断仮説の検討	定義、診断指標の確認（事例5、6参照）の次は「対象の状態・状況に影響を及ぼしていると考えられる因子」と看護診断「非効果的健康管理」の「関連因子」との一致を確認する。
対象の状態・状況に影響を及ぼしていると考えられる因子： ・仕事から外食が多く、外食のカロリーがわからないといっている	関連因子[†]： →・治療計画についての知識不足

[†]出典：T. ヘザー・ハードマン、上鶴重美 編、"NANDA-I 看護診断―定義と分類 2018-2020"、医学書院(2018)、p.303（例1）、173（例2）．

状況に影響を及ぼしている原因であるため、看護援助は「関連因子」に対する解決策になるからです。

そして、看護援助が「関連因子」に対する解決策になるということは、「関連因子」の特定が不適切な場合は、対象の状態・状況を解決するための解決策が不適切なものになり、その結果、対象に提供する看護援助が非効果的なものになるばかりか、無効なもの、時には、有害なものになってしまうことがあるからです。

したがって、対象にとって効果的な看護援助を提供するためには、「関連因子」の検討を十分に行う必要があるということになります。

◆　危険因子

「危険因子」は、今後、出現する可能性のある対象の状態・状況に影響を及ぼすと考えられる因子を確認するときに活用します。

具体的には、アセスメントによって対象の状態・状況を明らかにした結果、現在、症状・徴候はないが、症状・徴候を引き起こす可能性のある潜在的な因子を確認するさいに活用します（事例8）。

事例8　危険因子の活用例（事例5の例3に対応）

例3	Cさん　90歳女性　著しい衰弱にて入院
診断仮説の検討	定義の確認（事例5参照）の次は「今後、出現する可能性のある対象の状態・状況に影響を及ぼすと考えられる因子」と看護診断「褥瘡リスク状態」の「危険因子」との一致を確認する。

今後、出現する可能性のある対象の状態・状況に影響を及ぼすと考えられる因子：	危険因子[†]：
・自力体動困難 ・「仰向けの方が楽」といって、仰臥位になってしまう ・るいそう著明で身体のあちらこちらの骨が突出している 栄養状態が悪い　　⟶	・可動性の低下 ・骨突出部上の圧迫 ・栄養不良

[†] 出典：T. ヘザー・ハードマン、上鶴重美 編、"NANDA-I 看護診断―定義と分類 2018－2020"、医学書院（2018）、p.512.

　ここで、「危険因子」の特定は非常に重要になることを強調しておきます。なぜ「危険因子」の特定が重要になるのかというと、前述したように「危険因子」とは、今後、出現する可能性のある状態・状況に影響を及ぼすと考えられる因子であるため、看護援助は「危険因子」に対する予防策になるからです。

　そして、看護援助が「危険因子」に対する予防策になるということは、「危険因子」の特定が不適切な場合は、出現する可能性のある状態・状況を予防するための予防策が不適切なものになり、その結果、対象に提供する看護援助が非効果的なものになるばかりか、無効なものになってしまい、出現する可能性のある状態・状況が顕在化してしまう可能性が高くなるからです。

　したがって、対象にとって効果的な看護援助を提供するためには、「危険因子」の検討を十分に行う必要があるということになります。

　以上が、看護診断を行うさいのNANDA-I看護診断の要素「診断名」「定義」「診断指標」「関連因子」「危険因子」の活用方法ですが、2018年改訂のNANDA-I看護診断では、「これまでの用語集では、関連因子を見つけようにも、長いリストが不便であり、看護師による独自の介入ではどうすることもできないものも多かった。（中略）そこで、看護独自の介入では、どうすることもできないが、診断するうえでは役立つデータ・情報であることをわかりやすくするために、本書第11版では、2つの新しい区分を追加した」[6]として「ハイリスク群」と「関連する状態」という区分が新たに追加されました。

ハイリスク群とは、「人口統計学的な特性、既往歴や家族歴、成長発達段階、特定の出来事への暴露や経験といった、人間の反応が起こりやすい特性を共有する人々の集団を意味している」[6]、関連する状態とは、「医学診断、傷害、処置、医療機器、あるいは医薬品などを意味している。関連する状態は、看護師が独自に修正・変更することはできないが、正確に看護診断する際には役に立つと考えられる」[6]ということから、「ハイリスク群」と「関連する状態」が提示されている看護診断においては、看護診断の決定にさいして適時、活用していくとよいです。

ちなみに、先述した例1においては「関連する状態」の神経筋障害が該当し、例2においては「ハイリスク群」には該当しない、例3においては「ハイリスク群」の極端な年齢、女性、極端な体重が該当し、「関連する状態」に該当するかどうかは現在のデータでは不明です。なお、例4には「ハイリスク群」と「関連する状態」の区分提示はありません。

次は、以上の、看護診断プロセスを理解するうえで必要となる知識を受けて、看護診断のプロセスをみていきましょう。

3 看護診断のプロセス

1 看護診断プロセス

看護診断プロセスを「統合アセスメント」の入る看護診断プロセスと「統合アセスメント」の入らない看護診断プロセスに分けてみていきます(図3・3)。

a. 統合アセスメントの入る看護診断プロセス

◆ データ収集

看護診断を行うさいの最初の手続きは、「データ収集」です。このデータ収集は、データベースのアセスメントの枠組みごとにアセスメントの枠組みが指し示す対象をみる側面を念頭において目的的、系統的、そして意図的に行います。

繰り返しの確認になりますが、目的的なデータ収集とは、対象のどんなことを明らかにするためのデータ収集なのかというデータ収集の目的を明らかにして行うデータ収集のことです。言葉を換えると、対象の何について明らかにしたいのかを明確にして行うデータ収集のこ

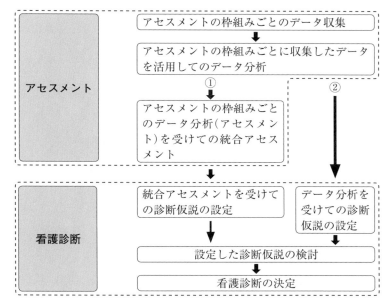

① 「統合アセスメント」の入る看護診断プロセス
② 「統合アセスメント」の入らない看護診断プロセス

図3・3 基本的な看護診断プロセス

とです*。

　系統的なデータ収集とは、データ収集の目的についての対象の状態・状況を明らかにするためのデータを重点的に収集することです。

　また、意図的なデータ収集とは、"対象の状態・状況に問題があるのではないかと思われるデータ"が収集された場合、そのデータに関するより詳細な対象の状態・状況を把握するために、またはそのデータに関連するより詳細な対象の状態・状況を把握するために、"対象の状態・状況に問題があるのではないかと思われるデータ"に関してのさらなるにデータを収集していくことです。

　データを収集したら、次は、収集したデータの分析へと進んでいきます。

◆　データ分析

　次に、収集したデータを活用して「データ分析」を行います。このデータ分析は、まずは収集したデータを１つひとつみて、問題のあるデータかどうかを判断します。このように１つひとつのデータに対して問題のあるデータかどうかを判断したら、次は、これらの判断結果を総合的にみて対象はどのような状態・状況にあるといえるのかをア

*
詳細は、p.15 "a.「データ収集の段階」における手続き" を参照

セスメントの枠組みが指し示す対象をみる側面に焦点をあてて明らかにします*1。

データ分析によってアセスメントの枠組みごとの対象の状態・状況が明らかになったら、次は、統合アセスメントへと進んでいきます。

*1 詳細は、p.36 "b.「データ分析の段階」における手続き" を参照

◆ 統合アセスメント

次に、各アセスメントの枠組みが指し示す対象をみる側面についての対象の状態・状況を受けて、"すなわち、対象はどんな状態・状況にあるといえるのか" を明らかにします。

もう少し詳しくいうと、"どんな対象(年齢・性別)がどんな疾患により、どんな目的で入院したのか(例：手術目的、化学療法目的、放射線療法目的、リハビリテーション目的、検査目的など)、このような状況にある対象は、どのような状態・状況であるためにどんな看護問題があるといえるのか" を明らかにします*2。

統合アセスメントで対象の状態・状況の全体像が明らかになったら、次は、診断仮説の設定へと進んでいきます。

*2 詳細は、p.43 "c.「統合アセスメント」における手続き" を参照

◆ 診断仮説の設定

次に、統合アセスメントを受けて、「診断仮説の設定」を行います。「診断仮説の設定」では、統合アセスメントで明らかになった援助の必要があると思われる対象の状態・状況を指し示す「看護診断名」を選択します。

ここで、「診断仮説の設定」を行うさいの思考をみていきます。「診断仮説の設定」を行うさいは、"統合アセスメントで明らかになった援助の必要があると思われる対象の状態・状況" と同じような定義になっている看護診断名は何か、もしくは、"統合アセスメントで明らかになった援助の必要があると思われる対象の状態・状況" と同じような状態・状況を指し示す看護診断名の定義はどれかという思考をしていきます。

看護診断の「診断仮説の設定」が終了したら、次は「診断仮説の検討」へと進んでいきます。

◆ 診断仮説の検討

次に、設定した診断仮説(「看護診断」候補)に対して、本当にその看護診断名を用いて対象の状態・状況を表現してよいかという観点で「診断仮説の検討」を行います。この「診断仮説の検討」は、問題焦

表 3・15　看護診断の種類別の診断仮説の検討方法

「問題焦点型看護診断」の場合

① 「アセスメントによって明らかになった対象の状態・状況」と「診断仮説の定義の状態・状況」が一致しているかどうかを検討
　　　　　　一致していたら
　　　　　　　↓
② 「対象の症状・徴候」と「診断指標」の複数の一致を確認
　　　　　　一致していたら
　　　　　　　↓
③ 「現在の対象の状態・状況に影響を及ぼしていると考えられる因子」と「関連因子」の一致を確認
　　　　　　一致していたら
　　　　　　　↓
　　　　　「看護診断」の決定

「リスク型看護診断」の場合

① 「アセスメントによって明らかになった対象の状態・状況」と「診断仮説の定義の状態・状況」が一致しているかどうかを検討
　　　　　　一致していたら
　　　　　　　↓
② 「今後、出現する可能性のある対象の状態・状況に影響を及ぼすと考えられる因子」と「危険因子」の一致を確認
　　　　　　一致していたら
　　　　　　　↓
　　　　　「看護診断」の決定

「ヘルスプロモーション型看護診断」の場合

① 「アセスメントによって明らかになった対象の状態・状況」と「診断仮説の定義の状態・状況」が一致しているかどうかを検討
　　　　　　一致していたら
　　　　　　　↓
② 「対象の症状・徴候」と「診断指標」の一致を確認
　　　　　　一致していたら
　　　　　　　↓
　　　　　「看護診断」の決定

点型看護診断とリスク型看護診断、ヘルスプロモーション型看護診断で若干異なります。

　そこで、次では、問題焦点型看護診断、リスク型看護診断、ヘルスプロモーション型看護診断それぞれにおける診断仮説の検討方法をみていきましょう（表 3・15）。

　問題焦点型看護診断においては、まずは、"アセスメントによって

明らかになった対象の状態・状況"とその状態・状況を指し示す「看護診断名」は何かと考えて選択した「診断仮説」の"定義の状態・状況"が一致しているかどうかを検討します。その結果、"アセスメントによって明らかになった対象の状態・状況"と「診断仮説」の"定義の状態・状況"が一致していると判断したら、次の検討に進みます。

次の検討とは、「対象の症状・徴候」と「診断指標」が複数一致しているかどうかの検討です。その結果、「対象の症状・徴候」と「診断指標」が複数一致していると判断したら、次に、「関連因子」をみて、現在の状態・状況に影響を及ぼしていると考えられる因子の一致を確認して看護診断の決定となります。

リスク型看護診断においては、まずは、"アセスメントによって明らかになった対象の状態・状況"とその状態・状況を指し示す看護診断名は何かと考えて選択した「診断仮説」の"定義の状態・状況"が一致しているかどうかを検討します。その結果、"アセスメントによって明らかになった対象の状態・状況"と「診断仮説」の"定義の状態・状況"が一致していると判断したら、次の検討に進みます。

次の検討とは、「危険因子」をみて、今後、出現する可能性のある状態・状況に影響を及ぼすと考えられる因子の一致の検討です。その結果、今後、出現する可能性のある状態・状況に影響を及ぼすと考えられる因子と「危険因子」の一致を確認したら看護診断の決定となります。

ヘルスプロモーション型看護診断においては、まずは、"アセスメントによって明らかになった対象の状態・状況"とその状態・状況を指し示す「看護診断名」は何かと考えて選択した「診断仮説」の"定義の状態・状況"が一致しているかどうかを検討します。その結果、"アセスメントによって明らかになった対象の状態・状況"と「診断仮説」の"定義の状態・状況"が一致していると判断したら、次の検討に進みます。

次の検討とは、「対象の症状・徴候」と「診断指標」が複数一致しているかどうかの検討です。その結果、「対象の症状・徴候」と「診断指標」が一致していると判断したら看護診断の決定となります*。

もし、以上のような「診断仮説の検討」において、"アセスメントによって明らかになった対象の状態・状況"と"看護診断の定義の状態・状況"が一致しないときは、他の看護診断名になる可能性が高いため、再び"統合アセスメントで明らかになった援助の必要があると思われる対象の状態・状況"と同じような状態・状況を指し示す定義

*
ヘルスプロモーション型看護診断を決定するさいの診断指標については、p.58 "◆ヘルスプロモーション型看護診断"を参照

になっている看護診断名は何か、もしくは、"統合アセスメントで明らかになった援助の必要があると思われる対象の状態・状況"と同じような状態・状況を指し示す看護診断名の定義はどれかという観点で「診断仮説を設定」し、再び「診断仮説の検討」を行います。

また、この「診断仮説の検討」において、"アセスメントによって明らかになった対象の状態・状況"と"看護診断名の定義の状態・状況"が一致していると判断したものの、「対象の症状・徴候」と「診断指標」が一致しないと判断したときも他の看護診断名になる可能性が高くなります。したがって、このような場合は、再び"統合アセスメントで明らかになった援助の必要があると思われる対象の状態・状況"と同じような状態・状況を指し示す定義になっている看護診断名は何か、もしくは、"統合アセスメントで明らかになった援助の必要があると思われる対象の状態・状況"と同じような状態・状況を指し示す看護診断名の定義はどれかという観点で「診断仮説を設定」し、再び「診断仮説の検討」を行います。

この過程において、先ほど述べた「ハイリスク群」と「関連する状態」が提示されているときは、看護診断の決定にさいして適時、活用していくとよいです。

◆　看護診断の決定

「診断仮説の検討」を受けて、看護診断を決定します。この「看護診断の決定」においては、問題焦点型看護診断、リスク型看護診断、ヘルスプロモーション型看護診断で若干異なります。

そこで、次では、問題焦点型看護診断、リスク型看護診断、ヘルスプロモーション型看護診断それぞれにおける「看護診断の決定」方法をみていきましょう。

問題焦点型看護診断においては、"アセスメントによって明らかになった対象の状態・状況"と「診断仮説の設定」で選択した"看護診断の定義の状態・状況"が一致していると判断され、次に「対象の症状・徴候」と「診断指標」が複数一致していると判断され、さらには「関連因子」の一致が確認されたら看護診断の決定となります。

リスク型看護診断においては、"アセスメントによって明らかになった対象の状態・状況"と「診断仮説の設定」で選択した"看護診断の定義の状態・状況"が一致していると判断され、次に「対象の潜在的な因子」と「危険因子」の一致が確認されたら看護診断の決定となります。

ヘルスプロモーション型看護診断においては、"アセスメントによって明らかになった対象の状態・状況"と「診断仮説の設定」で選択した"看護診断の定義の状態・状況"が一致していると判断され、次に「対象の症状・徴候」と「診断指標」が複数一致していると判断されたら看護診断の決定となります。

b. 統合アセスメントの入らない看護診断プロセス

統合アセスメントを経ずに看護診断を行うプロセスもあります。この看護診断プロセスは「統合アセスメント」の入る看護診断プロセスと基本的には同じですが、「データ収集」→「データ分析」→「診断仮説の設定」→「診断仮説の検討」→「看護診断の決定」となり、「データ分析」と「診断仮説の設定」の間に「統合アセスメント」が入りません。その理由は、「統合アセスメント」の入らない看護診断プロセスというのは、多くの場合、対象の特定の状態・状況に焦点をあて、その特定の状態・状況に対して看護診断を行うさいに活用するプロセスだからです。つまり、「統合アセスメント」の入る看護診断と異なり、各アセスメントの枠組みで明らかになったアセスメントを受けて、"すなわち、対象はどのような状態・状況にあるといえるのか"ということを明らかにする必要がないときに活用するプロセスだからです。

このプロセスは、入院時に症状・徴候はなかったが、入院後に生じた症状(例：痛い、眠れない、だるい)、徴候(例：浮腫、発赤、臥床がち)に着目して対象の状態・状況を明らかにするときに活用されることが多いです。

活用においては、データ分析によって対象はどのような状態・状況にあるといえるのかが明らかになったら、「診断仮説の設定」を行い、以後、「診断仮設の検討」→「看護診断の決定」と進んでいきます。

c. 診断仮説が複数あがった場合の看護診断プロセス

◆ データ収集 → データ分析 → (統合アセスメント) → 診断仮説の設定

「統合アセスメント」の入る看護診断プロセスであっても「統合アセスメント」の入らない看護診断プロセスであっても、アセスメントで明らかになった対象の状態・状況を指し示す「看護診断名」は何かと考えたときに、複数の看護診断名が「診断仮説」の候補としてあがったときは、この複数の看護診断名を「診断仮説」として、次の診断仮

説の検討へと進んでいきます。

◆ 診断仮説の検討・看護診断の決定

複数の看護診断名を「診断仮説」として「診断仮説の検討」を行うときは、まず"アセスメントによって明らかになった対象の状態・状況"とその状態・状況を指し示す「看護診断名」は何かと考えて選択した複数の「診断仮説」の"定義の状態・状況"が一致しているかどうかを検討します。

その結果、"アセスメントによって明らかになった対象の状態・状況"と複数の「診断仮説」の"定義の状態・状況"が一致していると判断したら、次の検討に進みます。

次の検討とは、「対象の症状・徴候」と複数の診断仮説それぞれの「診断指標」の一致の検討です。

その結果、診断指標の一致する数の多い「診断仮説」を看護診断として決定しますが、このような経緯で看護診断を決定した場合は、「この看護診断名」は確かに妥当性があるという確信が得られるまで、「この看護診断名」を用いて対象の状態・状況を表現することの妥当性を確認し続けていく必要があります。

2 入院時の看護診断プロセス

次に、図3・3の基本的な看護診断プロセス(①「統合アセスメント」の入る看護診断プロセス)を受けて、入院時の看護診断プロセスをみてみましょう(表3・16)。

表3・16 入院時の看護診断プロセス

「データベースの各アセスメントの枠組みにおけるアセスメント」
1. データ収集の段階:目的的・系統的・意図的にデータを収集する
2. データ分析の段階:収集したデータを活用してアセスメントの枠組みの指し示す対象をみる側面についての分析をする

⬇

「統合アセスメント」
　アセスメントの枠組みごとのデータ分析(アセスメント)を受けて、統合アセスメントをする

⬇

「看護診断」
　統合アセスメントを受けて、診断仮説の設定 → 診断仮説の検討 → 看護診断の決定を行う

入院時の看護診断プロセスは、「データベースの各アセスメントの枠組みにおけるアセスメント」を受けて「統合アセスメント」、「統合アセスメント」を受けて「看護診断」となるため、「各アセスメントの枠組みにおけるアセスメント」の妥当性が低い場合は、「統合アセスメント」の妥当性も低くなるため、「統合アセスメント」から導き出された「看護診断」の妥当性は低くなります。

　また、「データベースの各アセスメントの枠組みにおけるアセスメント」の妥当性が高くても「統合アセスメント」の妥当性が低い場合は、「統合アセスメント」から導き出された「看護診断」の妥当性は低くなります。

　したがって、入院時の看護診断プロセスは、「データベースの各アセスメントの枠組みにおける妥当性の高いアセスメント」を受けて「妥当性の高い統合アセスメント」「妥当性の高い統合アセスメント」を受けて「妥当性の高い看護診断」とすべての手続きを妥当性高く進めていく必要があります。

　そこで、次では、入院時の看護診断プロセスを詳細にみていきましょう。

◆　データベースの各アセスメントの枠組みにおけるアセスメント

1. データ収集の段階

　まずは、対象の状態・状況を明らかにするために、データベースの各アセスメントの枠組みについてのデータ収集を行います。このデータ収集は、アセスメントの枠組みごとに各アセスメントの枠組みの指し示している対象をみる側面を念頭において目的的・系統的、そして意図的に行います[*1]。

2. データ分析の段階

　次に、アセスメントの枠組みごとに収集したデータを活用してアセスメントの枠組みについてのデータ分析を行い、アセスメントの枠組みの指し示している対象をみる側面についての対象の状態・状況を明らかにします[*2]。

　基本的な看護診断プロセスでも述べましたが、"アセスメントの枠組みについてのデータ分析を行い、アセスメントの枠組みの指し示している対象をみる側面についての対象の状態・状況を明らかにする"とは、収集したデータを1つひとつみて、問題があるデータかどうかを判断し、これらの判断を総合的にみた場合、対象はどんな状態・状況にあるといえるのかを"アセスメントの枠組みが指し示す対象をみ

*1
アセスメントの枠組みごとの目的的・系統的・意図的なデータ収集についての詳細は、p.15 "a.「データ収集の段階」における手続き" を参照

*2
データ分析については、p.36 "b.「データ分析の段階」における手続き" を参照

る側面"に焦点をあてて明らかにすることです。

◆ 統合アセスメント

データ分析で明らかになったアセスメントの枠組みごとの対象の状態・状況を受けて、"すなわち、対象はどんな状態・状況にあるといえるのか"を明らかにします。

基本的な看護診断プロセスでも述べましたが、"対象はどんな状態・状況にあるといえるのか"を明らかにするとは、"すなわち、対象はどんな状態・状況であり、この状態・状況においてどんな看護問題があるといえるのか"を明らかにすることです[*3]。

もう少し詳しくいうと、"どんな対象（年齢・性別）がどのような疾患により、どんな目的で入院したのか（例：手術目的、化学療法目的、放射線療法目的、リハビリテーション目的、検査目的など）、このような状況にある対象は、どんな状態・状況であるためにどんな看護問題があるといえるのか"がわかるようにするということです。

◆ 看護診断

統合アセスメントで明らかになった対象の状態・状況に対して、まずは「診断仮説の設定」を行い、次に、この設定した診断仮説に対しての「診断仮説の検討」を行うというプロセスを経て看護診断を決定します。

ちなみに、「診断仮説の設定」は、"アセスメントによって明らかになった対象の状態・状況"と同じような状態・状況を指し示す定義になっている看護診断名は何か、もしくは、アセスメントによって推察した対象の状態・状況と同じような状態・状況を指し示す看護診断名の定義はどれかという考え方で行っていきます。

また、「診断仮説の検討」「看護診断の決定」は、問題焦点型看護診断、リスク型看護診断、ヘルスプロモーション型看護診断それぞれで以下のように行っていきます[*4]。

問題焦点型看護診断の場合は、対象の状態・状況と診断仮説によって選択された看護診断名の定義が指し示す対象の状態・状況が一致しており、「対象の症状・徴候」と「診断指標」の複数の一致が確認され、さらに「関連因子」の一致が確認されれば、看護診断は決定となります。

リスク型看護診断の場合は、対象の状態・状況と診断仮説によって選択された看護診断名の定義が指し示す対象の状態・状況が一致して

[*3]
統合アセスメントについては、p.43 "c.「統合アセスメント」における手続き"を参照

[*4]
看護診断の決定方法は、p.84 "1）看護診断プロセス"を参照。事例は、p.129 "1 入院時の看護診断プロセス"を参照

おり、「危険因子」の一致が確認されれば、看護診断は決定となります。

　ヘルスプロモーション型看護診断は、対象の状態・状況と診断仮説によって選択された看護診断名の定義が指し示す対象の状態・状況が一致しており、「対象の症状・徴候」と「診断指標」の一致が確認されれば、看護診断は決定となります。

　繰り返しになりますが、この過程において、前述した「ハイリスク群」と「関連する状態」が提示されているときは、看護診断の決定にさいして適時、活用していくとよいです。

3　入院中に生じた援助が必要と思われる対象の状態・状況に対する看護診断プロセス

　次に、図3・3の基本的な看護診断プロセス（②「統合アセスメント」の入らない看護診断プロセス）を受けて、入院中に生じた援助が必要と思われる対象の状態・状況に対する看護診断プロセスをみてみましょう（表3・17）。

　入院中に生じた援助が必要と思われる対象の状態・状況に対する看護診断プロセスは、"入院中に生じた援助が必要と思われる対象の状態・状況のアセスメント"を受けての「看護診断」となるため、"入院中に生じた援助が必要と思われる対象の状態・状況のアセスメント"の妥当性が低い場合は、"入院中に生じた援助が必要と思われる対象の状態・状況のアセスメント"から導き出された「看護診断」の妥当性は低くなります。

　したがって、"入院中に生じた援助が必要と思われる対象の状態・

表3・17　入院中に生じた援助が必要と思われる状態・状況に対する看護診断プロセス

「アセスメント」
1. データ収集の段階：対象の特定の状態・状況に焦点をあてて目的的・系統的・意図的にデータを収集する
2. データ分析の段階：収集したデータを活用して特定の「対象の状態・状況」についての分析をする

⬇

「看護診断」
　アセスメントを受けて、診断仮説の設定 → 診断仮説の検討 → 看護診断の決定を行う

状況の妥当性の高いアセスメント"を受けての"妥当性の高い看護診断"とすべての手続きを妥当性高く進めていく必要があります。

次では、入院中に生じた援助が必要と思われる対象の状態・状況に対する看護診断プロセスを詳細にみていきましょう。

◆ アセスメント

1. データ収集の段階

入院中に生じた援助が必要と思われる対象の状態・状況＝入院中に生じた援助が必要と思われる「対象の特定の状態・状況」に焦点をあてて目的的・系統的・意図的にデータを収集します。この場合のデータ収集の目的は、入院後に生じた援助が必要と思われる対象の状態・状況＝入院中に生じた援助が必要と思われる「対象の特定の状態・状況」になります。

したがって、データ収集は、入院後に生じた援助が必要と思われる対象の状態・状況＝入院中に生じた援助が必要と思われる対象の特定の状態・状況を明らかにするためのデータを重点的に収集するということになります[*1]。

2. データ分析の段階

次に、収集したデータを活用してデータ分析を行い、入院中に生じた援助が必要と思われる対象の状態・状況＝入院中に生じた援助が必要と思われる「対象の特定の状態・状況」がどのような状態・状況なのかについて明らかにします[*2]。

基本的な看護診断プロセスでも述べましたが、"入院中に生じた援助が必要と思われる対象の状態・状況＝入院中に生じた援助が必要と思われる「対象の特定の状態・状況」がどのような状態・状況なのかについて明らかにする"とは、収集したデータを1つひとつみて問題があるデータかどうかを判断し、これらの判断を総合的にみた場合、対象はどのような状態・状況にあるといえるのかを入院中に生じた援助が必要と思われる対象の状態・状況＝入院中に生じた援助が必要と思われる「対象の特定の状態・状況」に焦点をあてて明らかにすることです。

◆ 看護診断

データ分析で明らかになった対象の状態・状況に対して「診断仮説の設定」を行い、この設定した診断仮説に対しての「診断仮説の検討」を行います。ちなみに、「診断仮説の設定」は、"アセスメントによっ

*1
目的的・系統的・意図的なデータ収集については、p.15 "a.「データ収集の段階」における手続き"を参照

*2
データ分析については、p.36 "b.「データ分析の段階」における手続き"を参照

て明らかになった対象の状態・状況"と同じような状態・状況を指し示す定義になっている看護診断名は何か、もしくは、アセスメントによって明らかになった対象の状態・状況と同じような状態・状況を指し示す看護診断の定義はどれかという考え方で行っていきます。

　また、「診断仮説の検討」「看護診断の決定」は、問題焦点型看護診断、リスク型看護診断、ヘルスプロモーション型看護診断それぞれで以下のように行っていきます。

　問題焦点型看護診断の場合は、対象の状態・状況と診断仮説によって選択された看護診断名の定義が指し示す対象の状態・状況が一致しており、「対象の症状・徴候」と「診断指標」の複数の一致が確認され、さらに「関連因子」の一致が確認されれば、看護診断は決定となります*。

　リスク型看護診断の場合は、対象の状態・状況と診断仮説によって選択された看護診断名の定義が指し示す対象の状態・状況が一致しており、「危険因子」の一致が確認されれば、看護診断は決定となります。

　ヘルスプロモーション型看護診断は、対象の状態・状況と診断仮説によって選択された看護診断名の定義が指し示す対象の状態・状況が一致しており、「対象の症状・徴候」と「診断指標」の一致が確認されれば、看護診断は決定となります。

　繰り返しになりますが、この過程において、前述した「ハイリスク群」と「関連する状態」が提示されているときは、看護診断の決定にさいして適時、活用していくとよいです。

　以上のように、看護診断プロセスには、入院時の看護診断プロセスと入院中に生じた援助が必要と思われる対象の状態・状況に対する看護診断プロセスがあります。

　この２つの看護診断プロセスの違いは、入院時の看護診断プロセスは、アセスメントの枠組みごとの「データ収集・データ分析」→「統合アセスメント」→「看護診断(診断仮説の設定、診断仮設の検討を含む)」になりますが、入院中に生じた援助が必要と思われる対象の状態・状況に対する看護診断プロセスは、対象の援助が必要と思われる「ある特定の現象」に焦点をあてての「データ収集・データ分析」→「看護診断(診断仮説の設定、診断仮設の検討を含む)」になるという診断仮説の設定を行う前段階の手続き、「統合アセスメント」の有無にあります(表3・18)。

　次は、妥当性の高い看護診断を行うためのアセスメントのポイントをみてみましょう。

---

* 看護診断の決定方法は、p.84 "1) 看護診断プロセス"を参照。事例は、p.154 "2 入院中に生じた援助が必要と思われる対象の状態・状況に対する看護診断プロセス"を参照

表3・18 「入院時の看護診断プロセス」と「入院中に生じた援助が必要と思われる対象の状態・状況に対する看護診断プロセス」の違い

	入院時の看護診断プロセス	入院中に生じた援助が必要と思われる対象の状態・状況に対する看護診断プロセス
相違点	アセスメントの枠組みごとのデータ収集・データ分析 ⬇ 統合アセスメント	対象の援助が必要と思われる「ある特定の現象」に焦点をあてて、データ収集・データ分析
共通点	診断仮説の設定 ⬇ 診断仮説の検討 ⬇ 看護診断の決定	

4 妥当性の高い看護診断を行うためのポイント

1 妥当性の高い看護診断を行うためのアセスメントのポイント

妥当性の高い看護診断を行うためのアセスメントのおもなポイントは5つあります(表3・19)。

表3・19 妥当性の高い看護診断を行うためのアセスメントのポイント

- ◆ アセスメントの枠組みごと、または対象の特定の状態・状況に焦点をあてて目的的・系統的なデータ収集を行うこと
- ◆ 目的的・系統的なデータ収集において意図的なデータ収集を行うこと
- ◆ アセスメントの枠組みの指し示す対象をみる側面がわかっていること
- ◆ アセスメントの枠組みに分類されている看護診断がわかっていること
- ◆ 看護診断プロセスの手続きを丁寧に踏むこと

◆ アセスメントの枠組みごと、または対象の特定の状態・状況に焦点をあてて目的的・系統的なデータ収集を行うこと

前節1項の"基本的な看護診断プロセス"でも述べたように、看護診断は、アセスメントを受けて行われるため、妥当性の高い看護診断を行うためには、妥当性の高いアセスメントを行う必要があります。

妥当性の高いアセスメントを行うために重要になることは、アセス

メントの枠組み、または対象の特定の状態・状況に焦点をあてて目的的・系統的に対象の状態・状況を明らかにするうえで必要となるデータを十分に収集することです。

なぜならば、アセスメントとは"データを収集し、収集したデータを分析して、対象はどのような状態・状況にあるといえるのかを明らかにすること"ですが、このプロセスから明らかなように、アセスメントの結論は、アセスメントのデータ収集の段階で収集したデータによって異なってくるからです。

具体的には、アセスメントは収集したデータを活用して行うため、「アセスメント」のデータ収集段階で、どのようなデータを収集したのかによって、アセスメントは異なってくるからです。したがって、妥当性の高い看護診断を行うためには、どのようなデータを収集するかが重要になります。

ここでもう一度、妥当性の高いアセスメントを行うための「データ収集」の方法を確認してみましょう。

妥当性の高いアセスメントを行うための「データ収集」は、目的的・系統的なデータ収集です。目的的なデータ収集とは、対象のどんなことを明らかにするためのデータ収集なのか、というデータ収集の目的を明らかにして行うデータ収集のことです。言葉を換えると、対象の何について明らかにしたいのかを明確にして行うデータ収集のことです。

そして、系統的なデータ収集とは、データ収集の目的についての対象の状態・状況を明らかにするためのデータを重点的に収集することです。

このように目的的・系統的にデータ収集を行うことによって、アセスメントの枠組みにおける、または対象の特定の状態・状況における妥当性の高いアセスメントを行うことが可能なります[*1]。

なぜならば、目的的・系統的なデータ収集という観点で対象のどんなことについて明らかにしたいのかを明確にしてデータ収集を行い、これらのデータを活用して対象の状態・状況を明らかにすることによって、妥当性の高いアセスメントを行うことができるからです。

一方、目的的・系統的なデータ収集を行わなかった場合は、対象のどんなことについて明らかにしたいのかが不明確なためにさまざまな側面のデータが収集され、これらのデータを活用してのデータ分析は、データ分析の視点が定まらないために困難をきわめ、アセスメントができないからです。

[*1] 詳細は、p.15 "a.「データ収集の段階」における手続き"を参照

したがって、妥当性の高い看護診断を行うためには、目的的・系統的にデータを収集する必要があるということになります。

◆ 目的的・系統的なデータ収集において意図的なデータ収集を行うこと

このポイントは、前項の関連項目ですが、妥当性の高い看護診断を行うためには非常に重要になります。

前述したように意図的なデータ収集とは、データ収集を行うさいに、「問題があるのではないかと思われるデータ」が収集されたときは、そのデータに関するより詳細な対象の状態・状況を把握するために、または関連するより詳細な対象の状態・状況を把握するために、「問題があるのではないかと思われるデータ」に関してさらなるデータを収集していくことですが、このような意図的に収集したデータがない場合は、データ不足により、そのアセスメントの枠組みについての対象の状態・状況のアセスメントを行うことができません。

したがって、妥当性の高い看護診断を行うためには、「問題があるのではないかと思われるデータ」が収集されたときには、そのデータに関するさらなるデータを意図的に収集する必要があるということになります[2]。

◆ アセスメントの枠組みの指し示す対象をみる側面がわかっていること

アセスメントの枠組みの指し示す対象をみる側面がわかっていないと、目的的・系統的・意図的なデータ収集が困難になるばかりか、アセスメントの枠組みごとに対象はどのような状態・状況にあるといえるのかということをアセスメントの枠組みが指し示す対象をみる側面に焦点をあてて明らかにすることが困難になります。

言い換えると、アセスメントの枠組みの指し示す対象をみる側面がわかっていないと、何についてのデータを収集したらよいのかがわからず、アセスメントの枠組みについてのデータを収集することができません。また、収集したデータを活用してアセスメントの枠組みごとに対象はどのような状態・状況にあるといえるのかを明らかにするデータ分析においても、データ分析の視点がわからないと、対象の状態・状況が明らかにならなかったり、対象の状態・状況のアセスメント内容がデータ収集の目的であるアセスメントの枠組みの対象をみる側面からずれてしまう可能性が高くなります[3]。

[2] p.35 表2・16 参照

[3] p.39 事例3 参照

したがって、妥当性の高い看護診断を行うためには、アセスメントの枠組みの指し示す対象をみる側面を十分に理解しておく必要があるということになります。

◆ アセスメントの枠組みに分類されている看護診断がわかっていること

看護診断は、アセスメントの枠組みごとに分類されています（表3・20）。どのアセスメントの枠組みにどのような看護診断が分類されているのかをわかっていることは、妥当性の高い看護診断を行ううえで重要になります。

なぜならば、アセスメントの枠組みについてのアセスメントを行った結果、明らかになった対象の状態・状況に対しての看護診断名の目星がつけやすくなり、その結果、妥当性の高い看護診断ができるからです。

具体的には、アセスメントの枠組みに分類されている看護診断がわかっていることによって、アセスメントの枠組みごとのアセスメントにおいて、対象の状態・状況になんらかの問題があるということが明らかになったときに、そのなんらかの問題とは、「看護診断」として共通言語を用いると、どの「看護診断名」になるのかという「診断仮説の設定」を行うさいの手がかりが得られ、その結果、容易に看護診断の目星が付き、妥当性の高い看護診断ができるようになるからです。

また、アセスメントの枠組みに分類されている看護診断がわかると、アセスメントの枠組みの指し示す対象をみる側面についての理解が深まります。

なぜならば、アセスメントの枠組みの対象をみる側面と看護診断をセットでみることで、アセスメントの枠組みの対象をみる側面が具象化され、アセスメントの枠組みの対象をみる側面がわかりやすくなるからです。

これにより、目的的・系統的・意図的なデータ収集やデータ分析がよりいっそう妥当性高くできるようになり、その結果、妥当性の高い看護診断ができるようになります。

ここで、アセスメントの枠組みに分類されている看護診断名を十分にわかっていないことで生じるよくみられるデータ分析の視点のずれを表3・21に示します。

このようにデータ分析の視点のずれることがなぜ問題なのかというと、対象に必要な援助の有無の的確な判断ができなくなるからです。

表3・20 アセスメントの枠組みに分類されている看護診断

「健康知覚−健康管理パターン」に分類されている看護診断

リスク傾斜健康行動	身体損傷リスク状態
非効果的健康維持	転倒転落リスク状態
非効果的健康管理	周手術期体位性身体損傷リスク状態
健康管理促進準備状態	中毒リスク状態
非効果的家族健康管理	窒息リスク状態
感染リスク状態	非効果的抵抗力

「排泄パターン」に分類されている看護診断

便秘	機能性尿失禁
知覚的便秘	反射性尿失禁
便秘リスク状態	腹圧性尿失禁
下痢	切迫性尿失禁
便失禁	切迫性尿失禁リスク状態
排尿障害	尿閉

「自己知覚−自己概念パターン」に分類されている看護診断

恐怖	自尊感情慢性的低下
不安	自尊感情状況的低下
死の不安	自尊感情状況的低下リスク状態
孤独感リスク状態	ボディイメージ混乱
絶望感	自己同一性混乱
無力感	自己概念促進準備状態
無力感リスク状態	対自己暴力リスク状態

「役割−関係パターン」に分類されている看護診断

悲嘆	家族機能促進準備状態
悲嘆複雑化	ペアレンティング障害
悲嘆複雑化リスク状態	ペアレンティング障害リスク状態
慢性悲哀	親役割葛藤
非効果的役割遂行	愛着障害リスク状態
社会的孤立	ペアレンティング促進準備状態
社会的相互作用障害	介護者役割緊張
移転ストレスシンドローム	介護者役割緊張リスク状態
移転ストレスシンドロームリスク状態	言語的コミュニケーション障害
家族機能破綻	コミュニケーション促進準備状態
家族機能障害	対他者暴力リスク状態

出典：M. ゴードン 著、看護アセスメント研究会 訳、"ゴードン 看護診断マニュアル 原書第11版"、医学書院(2010)、pp.15-22.（NANDA-I 看護診断―定義と分類 2018-2020の看護診断名に改変）

102   第3章　看護診断の理解

言葉を換えると、アセスメントの枠組みにおける分析の視点がずれることによって、そのアセスメントの枠組みで本来、判断されるべき対象の状態・状況の判断がなされず、そのアセスメントの枠組みにおいて対象に必要な援助があったとしてもその必要な援助が明らかにならないからです。

表3・21　アセスメントの枠組みに分類されている「看護診断」がわからないことによって生じるデータ分析のずれ

例1　「栄養-代謝パターン」

　「栄養-代謝パターン」アセスメントの枠組みにおいて、自分で食事ができないという対象の状態・状況から看護診断として「摂食セルフケア不足」をあげているのを目にすることがある。

確　認：
1　「栄養-代謝パターン」の対象をみる側面[†]
　代謝上の必要性に関連する食物と水分の消費パターンおよび身体各部への栄養供給状態のパターン指標を表す。個人の食物と水分の消費パターン、すなわち毎日の食事時間、摂取する食物と水分の種類と量、特定の食物の選り好み、栄養剤やビタミン補充剤の使用も含まれる。母乳栄養と乳児の哺乳パターンを述べる。あらゆる皮膚病変と全般的な治癒能力についての報告も含まれる。さらに、皮膚、毛髪、爪、粘膜、歯などの状態および体温、身長、体重の測定値も含まれる。

↓

2　「栄養-代謝パターン」に分類される看護診断[†]

肥満	体液量平衡異常リスク状態
過体重	体液量過剰
過体重リスク状態	体液量不足
栄養摂取消費バランス異常：必要量以下	体液量不足リスク状態
	体液量平衡異常リスク状態
母乳栄養中断	皮膚統合性障害
非効果的母乳栄養	皮膚統合性障害リスク状態
非効果的乳児哺乳パターン	組織統合性障害
嚥下障害	ラテックスアレルギー反応
悪心	ラテックスアレルギー反応リスク状態
誤嚥リスク状態	
口腔粘膜統合性障害	非効果的体温調節機能
歯生障害	高体温
	低体温
	体温平衡異常リスク状態

↓

表3・21 アセスメントの枠組みに分類されている「看護診断」がわからないことによって生じるデータ分析のずれ(つづき)

3　上記1と2より
　「栄養-代謝パターン」では、食物と水分の摂取状況や栄養供給状態をみていくということがわかる。したがって、いくら食べることに関係する問題だとしても「摂食セルフケア不足」というADLをみていくのは、このアセスメントの枠組みではないということになる(ちなみに、「摂食セルフケア不足」というADLをみていくアセスメントの枠組みは、「活動-運動パターン」である)。

例2　「認知-知覚パターン」

　「認知-知覚パターン」のアセスメントの枠組みにおいて、視覚に問題があって危ない、認知症があって危ないという対象の状態・状況から看護診断として「転倒転落リスク状態」や「身体損傷リスク状態」をあげているのを目にすることがある。

確　認：
1　「認知-知覚パターン」の対象をみる側面[†]
　感覚-知覚と認知のパターンを示す。これには、視覚、聴覚、味覚、触覚、嗅覚などの感覚の適切さ、および障害のために使用される代償、つまり人工装具が含まれる。妥当であれば、痛みの知覚に関する報告と痛みを管理する方法も含まれる。さらに、言語、記憶、意思決定というような認知機能の能力も含まれる。

⬇

2　「認知-知覚パターン」に分類される看護診断[†]

急性疼痛	急性混乱
慢性疼痛	慢性混乱
半側無視	記憶障害
知識不足	意思決定葛藤
知識獲得促進準備状態	

⬇

3　上記1と2より
　「認知-知覚パターン」では、感覚器系と認知をみていくということがわかる。したがって、いくら認知や感覚に問題があって「転倒転落リスク状態」や「身体損傷リスク状態」にあるとしても、このような自己損傷に関することをみていくのは、このアセスメントの枠組みではないということになる(ちなみに、「転倒転落リスク状態」や「身体損傷リスク状態」という自己損傷をみていくアセスメントの枠組みは、「健康知覚-健康管理パターン」である)。

例3　「活動-運動パターン」

　「活動-運動パターン」のアセスメント枠組みにおいて、ADLの歩行や移動をみたときに、転びやすいという対象の状態・状況から看護診断として「転倒転落リスク状態」をあげているのを目にすることがある。

つづく

表 3・21 アセスメントの枠組みに分類されている「看護診断」がわからないことによって生じるデータ分析のずれ(つづき)

確 認：
1 「活動-運動パターン」の対象をみる側面[†]

　運動、活動、余暇、レクリエーションのパターンを表す。エネルギー消費を必要とする日常生活動作が含まれる。たとえば、清潔、料理、買い物、食事、仕事、家庭維持などがある。さらにまた、スポーツを初めとする運動の種類、量、質も含まれるが、これらは個人の典型的なパターンを示すものである。個人にとっては望ましいかまたは期待されるパターンを妨げる要因(たとえば、神経筋の障害と代償作用、呼吸困難、狭心症、労作時の筋けいれんなどがあげられるが、該当する場合、心/肺分類項目が加わる)も含まれる。余暇パターンも含まれるが、これは本人が集団または個人で試みるレクリエーション活動を表す。個人にとって重大な意義をもつ活動に重点がおかれる。

⬇

2 「活動-運動パターン」に分類される看護診断[†]

活動耐性低下	発達遅延リスク状態
活動耐性低下リスク状態	家事家政障害
坐位中心ライフスタイル	人工換気離脱困難反応
倦怠感	自発換気障害
気分転換活動参加減少	非効果的気道浄化
身体可動性障害	非効果的呼吸パターン
歩行障害	ガス交換障害
車椅子移動障害	心拍出量減少
床上移動障害	非効果的脳組織循環リスク状態
移乗能力障害	自律神経反射異常亢進
徘徊	自律神経反射異常亢進リスク状態
不使用性シンドロームリスク状態	乳児行動統合障害
入浴セルフケア不足	乳児行動統合障害リスク状態
更衣セルフケア不足	乳児行動統合促進準備状態
摂食セルフケア不足	末梢性神経血管性機能障害リスク状態
排泄セルフケア不足	
術後回復遅延	頭蓋内許容量減少

⬇

3 上記1と2より

　「活動-運動パターン」では、運動・活動と運動・活動を妨げる要因をみていくということがわかる。したがって、いくら ADL に問題があって「転倒リスク状態」にあるとしても、このような危険に関することをみていくのは、このアセスメントの枠組みではないということになる(ちなみに、「転倒転落リスク状態」という危険性をみていくアセスメントの枠組みは、「健康知覚-健康管理パターン」である)。

[†] 出典：M. ゴードン 著、看護アセスメント研究会 訳、"ゴードン 看護診断マニュアル 原書第 11 版"、医学書院(2010). (NANDA-I 看護診断―定義と分類 2018-2020 の看護診断名に改変)

以上のことから、妥当性の高い看護診断を行うためには、アセスメントの枠組みの指し示す対象をみる側面とともに、アセスメントの枠組みに分類されている看護診断をわかっている必要があるということになります。

◆　看護診断プロセスの手続きを丁寧に踏むこと

　妥当性の高い看護診断を行うためには、看護診断プロセスの手続きを丁寧に踏むことが大切になります。なぜならば、看護診断プロセスの手続きを十分に踏まずに看護診断を行った場合は、妥当性の低い看護診断になってしまう可能性が高いからです。

　そこで、次では、看護診断プロセスの手続きを十分に踏まないとは、どのようなことなのかをみてみましょう。

　看護診断プロセスの手続きを十分に踏まないとは、「診断仮説」として選択した「看護診断名」の「定義」・「診断指標」の一致の確認を十分に行わないということです。

　もう少し具体的にいうと、"看護診断プロセスの手続きを十分に踏まない"とは、"アセスメントによって自分が明らかにした対象の状態・状況と自分が明らかにした対象の状態・状況を指し示すのではないかと考えて選択した「看護診断名」の定義の一致を確認しただけで、診断指標の一致を確認する手続きを十分に踏まずに、看護診断を決定してしまう"ということです。

　この原因としては、看護診断名の「定義」から受けるイメージとアセスメントによって自分が明らかにした対象の状態・状況が酷似しているという〈イメージ〉のみをよりどころとして看護診断を決定してしまうことがあげられます。もし、このようにイメージをよりどころとして看護診断を選択してしまったとしても、次の手続きである「診断指標」の一致の確認を行えば、「診断指標」が一致しないために選択した看護診断の妥当性の低いことはすぐにわかりますが、「定義」の一致の確認のみで終了し、「診断指標」の一致の確認を行わない場合は、妥当性の低い看護診断であることに気づかないのです。

　ここで、「診断仮説」として選択した看護診断名をイメージで決定しまう例を表3・22に示します。

　以上のことから、妥当性の高い看護診断を行うためには、診断プロセスの手続きを省略することなく丁寧に踏む必要があるということになります。

表3・22 看護診断名をイメージで決定してしまう例

例1

状況：
　長期臥床によって下肢の筋力が低下したために、現在、歩行時にふらつきがあり、安全な歩行が困難な状況である。

　　↓

　このような状況を「歩行障害」としているのを目にすることがある。

確認：
1　「歩行障害」の定義[†]
　環境内での自力徒歩移動に限界のある状態

　　↓

2　「歩行障害」の診断指標[†]
　・階段を昇れない　　　　　・斜面を歩いて登れない
　・縁石を乗り越えられない　・凹凸面を歩行できない
　・斜面を歩いて下れない　　・必要な距離を歩行できない

　　↓

3　上記1と2より
　「定義」とは一致していそうであるが、「診断指標」とは一致しない。したがって、「長期臥床によって下肢の筋力が低下したために、現在、歩行時にふらつきがあり、安全な歩行が困難な状況になっている」状態は、「歩行障害」という看護診断にはならない。

　　↓

　この場合の看護診断は、「転倒転落リスク状態」となる。
　　定義[†]：転倒や転落が起こりやすく、身体的危害を引き起こし、健康を
　　　　　　損なうおそれのある状態
　　危険因子[†]：下肢筋力の低下

例2

状況：
　糖尿病の教育入院で行われる栄養についての指導内容を習得しようと一生懸命になっており、このような話ははじめて聞いたといっている。

　　↓

　このような状況を「知識不足」としているのを目にすることがある。

確認：
1　「知識不足」の定義[†]
　特定のテーマに関する認知情報がない、あるいは獲得していない状態

　　↓

2　「知識不足」の診断指標[†]
　・指示を間違えて遂行する　・行動が不適切
　・テストで実技を間違える　・知識不足

　　↓

表 3・22　看護診断名をイメージで決定してしまう例(つづき)

3　上記 1 と 2 より
　「定義」とは一致していそうであるが、「診断指標」とは一致しない。したがって、「糖尿病の教育入院で行われる栄養についての指導内容を習得しようと一生懸命になっており、このような話ははじめて聞いたといっている」状態は、「知識不足」という看護診断にはならない。

⬇

糖尿病の教育プログラムにそった指導を行っていけばよい。

† 出典：T. ヘザー・ハードマン、上鶴重美 編、NANDA-I 看護診断―定義と分類 2018－2020、医学書院(2018)、p.272、496(例 1)、319(例 2).

2　妥当性の高い看護診断を行う必要性

　NANDA-I 看護診断の定義に「看護診断は看護師が責任をもって結果を出すための看護介入の選択根拠になる」[7]とあるように、どのような看護診断を行うかによって、看護援助の内容は異なってきます。

　このようにどのような看護診断を行うかによって、看護援助の内容が異なるということは、対象の状態・状況に対する妥当性の高い看護診断でない場合は、対象の状態・状況にあわない看護援助を提供してしまうことになるということです。

　対象の状態・状況にあわない看護援助を提供した場合は、対象の問題状態・状況が改善されないばかりか、対象に対しては不必要な看護援助を提供してしまうことになり、その不必要な看護援助を提供することによって、対象に負担をかけてしまうことになります。

　また、対象に負担をかけてしまうばかりか、対象の問題状態・状況が悪化してしまうことがあるかもしれません。

　したがって、看護実践においては、対象の状態・状況に対して妥当性の高い看護診断を行い、この看護診断を受けて、対象の状態・状況にあった看護援助を提供していくことが重要になるのです。

　看護診断によって、看護援助の内容が決定される例を表 3・23 に示します。

表3・23 「看護診断」によって看護援助が決定される例

例1

対象の状態・状況：
　抗がん剤治療を受けている対象が、抗がん剤の副作用（著しい倦怠感、嘔気・嘔吐）で食事摂取ができない状態である。

看護診断：「栄養摂取消費バランス異常：必要量以下」

看護援助：
　この場合、食事摂取ができるようになることを目指してかかわっていくことになる。
　少しでも食べられるときに食べるようかかわることは大切であるが、現時点において「栄養摂取消費バランス異常：必要量以下」という「看護診断」のもと、食事摂取ができるよう積極的にかかわっていく状態・状況なのかどうかという判断が重要になる。

例2

対象の状態・状況：
　脳梗塞によって右上下肢には完全麻痺があり、左上下肢には筋力の低下のある対象が、昨日より理学療法士によるベッド上でのリハビリテーションが開始になった。現在、ADLに関しては、ほぼ全面的な援助が必要な状態・状況である。かなり気落ちしており、精神的な援助も必要な状況である。

看護診断：「排泄セルフケア不足」　「摂食セルフケア不足」
　　　　　　「更衣セルフケア不足」

看護援助：
　この場合、セルフケアができるようになることを目指してかかわっていくことになる。
　少しでも自分でできることは自分で行うようかかわることは大切であるが、現時点において「〜セルフケア不足」という「看護診断」のもと、自分のことは自分でできるよう積極的にかかわっていく状態・状況なのかどうかという判断が重要になる。

例3

対象の状態・状況：
　治療の関係で一時的に大部屋から個室に移ることになった対象が、個室に移ったさい「1人なんてさびしいわ。私、にぎやかなところが好きだから」と笑いながらいいました。

看護診断：「孤独感リスク状態」

看護援助：
　この場合、孤独感が生じないことを目指してかかわっていくことになる。

表3・23 「看護診断」によって看護援助が決定される例(つづき)

　少しでもさびしくないようかかわることは大切であるが、現時点において「孤独感リスク状態」という「看護診断」のもと、さびしくないよう積極的にかかわっていく状態・状況なのかどうかという判断が重要になる。

5　看護診断名を理解するためのポイント

1　多軸システム

　多軸システムとは、看護診断を構築することがらです。現在、NANDA-I看護診断を構築することがらには、表3・24のような7つの軸があります。7つの軸とは、看護診断ラベルを構成する7つの要素と捉えるとわかりやすいです。

表3・24　7つの軸

第1軸	診断の焦点	第5軸	年齢
第2軸	診断の対象	第6軸	時間
第3軸	判断	第7軸	診断の状態
第4軸	部位		

出典：T.ヘザー・ハードマン、上鶴重美 編、"NANDA-I看護診断—定義と分類2018-2020"、医学書院(2018)、p.107.

　具体的には、看護診断名は分離不可能な一続きのものではなく、いくつかの軸の組合せで構成される分離可能なものです。もう少しわかりやすくいうと、看護診断名はいくつかのことがら(要素)の組合せでできているということです。

　ここで、看護診断名は分離不可能な一続きのものではなく、軸の組合せで構成される分離可能なものというのは、どのようなことなのかがわかるように軸の組合せをみてみましょう。

　急性疼痛は「急性」と「疼痛」に、誤嚥リスク状態は「誤嚥」と「リスク状態」に、非効果的家族健康管理は「非効果的」と「家族」と「健康管理」に、末梢性血管性障害リスク状態は「末梢性血管性」と「障害」と「リスク状態」、非効果的乳児哺乳パターンは「非効果的」と「乳児」と「哺乳パターン」に分離されます。

　このように分離された個々は、看護診断名を構成する要素であり、このような要素は現在7つあります。この7つの要素を7つの軸といっています。

そこで、次では、現在ある7つの軸とそれぞれの軸の定義をみていきましょう（表3・25）。

表3・25　7つの軸の定義

第1軸 診断の焦点	看護診断の主要な要素、または基礎的・本質的な部分であり、根幹をなす。焦点は、診断の中核である"人間の反応（human response）"を表している。 （例：自尊感情、コーピング、失禁、レジリエンス）
第2軸 診断の対象	看護診断を確定される人（人々）。 （例：個人、介護者、家族、集団、地域社会（コミュニティ））
第3軸 判　断	判断は、診断の焦点の意味を限定、または指定する記述語や修飾語である。 （例：非効果的、障害、混乱、防衛的、平衡異常）
第4軸 部　位	身体の一部/部分やそれらに関連する機能、つまり、あらゆる組織、器官、解剖学的部位または構造を表す。 （例：頭蓋内、血管、口腔、神経血管）
第5軸 年　齢	診断の対象（第2軸）となる人の年齢を意味する。 （例：胎児、新生児、乳児、小児、青年、成人、高齢者）
第6軸 時　間	診断の焦点（第1軸）の期間を表している。 （例：急性、慢性、持続的、間欠的）
第7軸 診断の状態	問題/シンドロームが実在するのか、または潜在するのか、あるいはヘルスプロモーション型看護診断としての診断のカテゴリー化を意味する。 （例：問題焦点型、ヘルスプロモーション型、リスク型）

出典：T. ヘザー・ハードマン、上鶴重美 編、"NANDA-I 看護診断―定義と分類 2018-2020"、医学書院（2018）、pp. 108-116 をもとに作成.

◆　第1軸　診断の焦点

　第1軸の診断の焦点とは、看護診断の主要な要素、または基礎や根幹となる部分です。

　これは、どんなことなのかを領域9の［コーピング/ストレス耐性　類2コーピング反応］に分類される看護診断でみてみましょう（表3・26）。この表の右側の単語（言葉）「行動計画」「不安」「コーピング」「否認」「恐怖」「悲嘆」「気分調節」「力（パワー）」「レジリエンス」「悲哀」「ストレス」が診断の焦点です。

　次に、この診断の焦点は、なぜ"看護診断の主要な要素、または基礎や根幹となる部分なのか"を説明します。

　上記の診断の焦点の「コーピング」の左側には、「防衛的コーピング」「非効果的コーピング」「コーピング促進準備状態」「非効果的地

表3・26 「診断の焦点」とはなにか

領域9 コーピング/ストレス耐性 類2 コーピング反応	
看護診断	診断の焦点
非効果的行動計画 非効果的行動計画リスク状態	行動計画
不安	不安
防衛的コーピング 非効果的コーピング コーピング促進準備状態 非効果的地域社会コーピング 地域社会コーピング促進準備状態 家族コーピング機能低下 家族コーピング機能停止 家族コーピング促進準備状態	コーピング
非効果的否認	否認
恐怖	恐怖
悲嘆 悲嘆複雑化 悲嘆複雑化リスク状態	悲嘆
気分調節障害	気分調節
無力感 無力感リスク状態 パワー促進準備状態	力(パワー)
レジリエンス障害 レジリエンス障害リスク状態 レジリエンス促進準備状態	レジリエンス
慢性悲哀	悲哀
ストレス過剰負荷	ストレス

出典:T.ヘザー・ハードマン、上鶴重美 編、"NANDA-I 看護診断―定義と分類 2018-2020"、医学書院(2018)、p.101、102、110.

域社会コーピング」「地域社会コーピング促進準備状態」「家族コーピング機能低下」「家族コーピング機能停止」「家族コーピング促進準備状態」という看護診断があり、これらすべての看護診断名に「コーピング」という「診断の焦点」の言葉が入っています。したがって、これらの看護診断名は、「コーピング」に関する看護診断名ということになります。

もう1つ、診断の焦点「悲嘆」の左側には、「悲嘆」「悲嘆複雑化」「悲嘆複雑化リスク状態」という看護診断があり、これらすべての看護診断名に「悲嘆」という「診断の焦点」の言葉が入っています。したがって、これらの看護診断名は、「悲嘆」に関する看護診断名ということになります。

以上のことから明らかなように、どの看護診断名にも診断の焦点が入っています。

次に、この診断の焦点を理解することの重要性についてみていきます。上記のように、診断の焦点の言葉は、どの看護診断名にも必ず入っています。このことより、看護診断名の指し示す意味がわかるためには、診断の焦点の理解が不可欠になります。診断の焦点と診断の焦点に関する看護診断名の例を**表3・27**に示します。表より、「スピリチュアルペイン」「レジリエンス」など"その診断の焦点"の意味がわからないと、看護診断名の指し示す意味（看護診断名の指し示す対象の状態・状況）がわからないこと（または、わかりにくいこと）、一方、「失禁」「活動耐性」など"その診断の焦点"の意味がわかると、看護診断名の指し示す意味（看護診断名の指し示す対象の状態・状況）がわかること（または、わかりやすいこと）がわかると思います。

この例から明らかなように、"その診断の焦点"に関する看護診断名の指し示す意味がわかるためには、診断の焦点の理解が不可欠であ

表3・27 「診断の焦点」がわからないと「看護診断」わからない例

診断の焦点	看護診断
スピリチュアルペイン	スピリチュアルペイン スピリチュアルペインリスク状態
レジリエンス	レジリエンス障害 レジリエンス障害リスク状態 レジリエンス促進準備状態
失　禁	機能性尿失禁 溢流性尿失禁 反射性尿失禁 腹圧性尿失禁 切迫性尿失禁 切迫性尿失禁リスク状態
活動耐性	活動耐性低下 活動耐性低下リスク状態

出典：T.ヘザー・ハードマン、上鶴重美 編、"NANDA-I 看護診断―定義と分類 2018-2020"、医学書院(2018)を参考にして作成．

るといえます。

　では、このような診断の焦点を理解するためどうしたらよいかということになりますが、解剖生理学的な診断の焦点は医学書や看護学書で調べるとよいです。また、心理・社会的な診断の焦点は、中範囲理論*で調べるとよいです。

◆　第2軸　診断の対象

　第2軸の診断の対象とは、看護診断を確定される人(人々)であり、現在、診断の対象として、個人、介護者、家族、集団、地域社会(コミュニティ)があります。

　これは、「看護診断とは、看護師が行う個人・介護者・家族・集団・地域社会(コミュニティ)についての臨床判断」に関係するもので、「非効果的家族健康管理」「家族機能破綻」「家族コーピング機能低下」「家族コーピング促進準備状態」など看護診断名に「家族」という言葉が入っている場合は、家族を対象とした看護診断ということです。

　また、「非効果的地域社会コーピング」「地域社会コーピング促進準備状態」「コミュニティヘルス不足」など看護診断名に「地域社会」または「コミュニティ」という言葉が入っている場合は、地域社会(コミュニティ)を対象とした看護診断ということです。

　さらには、「介護者役割緊張」「介護者役割緊張リスク状態」など看護診断名に「介護者」という言葉が入っている場合は、介護者を対象とした看護診断ということです。

　では、個人を対象とした看護診断は何かということになりますが、看護診断名に「介護者」「家族」「地域社会(コミュニティ)」という言葉が入っていない看護診断名のすべてということになります。

　ここで、留意事項を1つあげます。それは、「悲嘆」は、看護診断名をみると「家族」や「地域社会(コミュニティ)」という言葉が入っていないため、一見したところ、個人を対象とした看護診断と捉えがちですが、「悲嘆」の定義「情動面・身体面・スピリチュアル面・社会面・知的側面の反応と行動を含む正常で複雑なプロセスであり、実際の喪失、予測される喪失、または知覚した喪失を1個人や家族や地域社会が毎日の生活に組み込む手段となるプロセス」[8]から明らかなように「悲嘆」は、個人・家族・地域社会を対象とした看護診断ということになります。なお、現在「集団」という言葉の入っている看護診断名はありません。

*
詳細は、p.172 "付録2　看護診断における中範囲理論の有用性"を参照

◆ 第3軸　判断

　第3軸の判断とは、診断の焦点の意味を限定または指定する記述語や修飾語であり、診断の焦点の意味を限定または特化するものです。

　これは、どんなことなのかというと、「非効果的コーピング」の「非効果的」、「知覚的便秘」の「知覚的」、「防衛的コーピング」の「防衛的」、「皮膚統合性障害」の「障害」、「体液量不足」の「不足」、「術後回復遅延」の「遅延」など「第1軸　診断の焦点」の前もしくは後に付いており、「その診断の焦点はどんな状態・状況なのか」を説明するものです。

　たとえば、「非効果的」という記述語の意味は「意味ある効果や望ましい効果を生んでいない」[9]ですから、「非効果的健康管理」「非効果的乳児哺乳パターン」「非効果的呼吸パターン」「非効果的母乳栄養」「非効果的気道浄化」「非効果的体温調節機能」など「非効果的」という記述語のついているすべての看護診断は、診断の焦点「健康管理」「哺乳パターン」「呼吸パターン」「母乳栄養」「気道浄化」「体温調節機能」が"意味ある効果や望ましい効果を生んでいない"状態・状況を指し示しているということになります。

　また、「障害」という記述語の意味は「(何か、特に能力や機能が)弱まった、損傷した」[10]ですから、「家事家政障害」「嚥下障害」「消化管運動機能障害」「移乗能力障害」「歩行障害」「記憶障害」「言語的コミュニケーション障害」「社会的相互作用障害」「レジリエンス障害」など「障害」という記述語のついているすべての看護診断は、診断の焦点「家事家政」「嚥下」「消化管運動」「移乗能力」「歩行」「記憶」「言語的コミュニケーション」「社会的相互作用」「レジリエンス」が"弱まった、損傷した"状態・状況を指し示しているということになります(表3・28)。

　現在ある記述語は36ですので、記述語の意味を理解し、診断の焦点の意味と記述語の意味をあわせて、看護診断名の指し示す対象の状態・状況をおおよそ把握できるようにしておくとよいです(表3・29)。

表3・28 「判断」と「診断の焦点」がわかると看護診断名の指し示すことがわかる例

例1 「非効果的」*1 という判断の入っている看護診断†	看護診断の構成	
	「判断」	「診断の焦点」
非効果的健康管理	非効果的	健康管理
非効果的乳児哺乳パターン	非効果的	哺乳パターン
非効果的呼吸パターン	非効果的	呼吸パターン
非効果的母乳栄養	非効果的	母乳栄養
非効果的気道浄化	非効果的	気道浄化
非効果的体温調節機能	非効果的	体温調節機能
非効果的否認	非効果的	否認

*1 「非効果的」とは、意味ある効果や望ましい効果を生んでいないこと。

上記の看護診断の指し示す対象の状態・状況は、「診断の焦点」がすべて「意味ある効果や望ましい効果を生んでいない」状態・状況といえる。

例2 「障害」*2 という判断の入っている看護診断†	看護診断の構成	
	「診断の焦点」	「判断」
家事家政障害	家事家政	障害
嚥下障害	嚥下	障害
消化管運動機能障害	消化管運動	障害
移乗能力障害	移乗能力	障害
歩行障害	歩行	障害
記憶障害	記憶	障害
言語的コミュニケーション障害	言語的コミュニケーション	障害
社会的相互作用障害	社会的相互作用	障害
レジリエンス障害	レジリエンス	障害

*2 「障害」とは、弱まった、損傷したこと。

上記の看護診断の指し示す対象の状態・状況は、「診断の焦点」がすべて「弱まった、損傷した」状態・状況といえる。

例3 その他の看護診断†	看護診断の構成		
非効果的家族健康管理	「判断」 非効果的	「診断の対象」 家族	「診断の焦点」 健康管理
悲嘆	「診断の焦点」 悲嘆		
急性混乱リスク状態	「時間」 急性	「診断の焦点」 混乱	「診断の状態」 リスク状態

† 出典：T. ヘザー・ハードマン、上鶴重美 編、"NANDA-I 看護診断—定義と分類2018-2020"、医学書院(2018)を参考にして作成.

表3・29　現段階における「判断」の一覧

複雑化	毀損/機能低下	減少	防衛的	不足	遅延	剥奪
機能停止	統合障害	不均衡	混乱	機能障害	解放的	
効果的	促進	過剰	減退	虚弱	機能的	平衡異常
障害	非効果的	不足	中断/破綻	不安定	低下	（ノン/非）
統合	過剰負荷	知覚的	準備状態	リスク状態	リスク傾斜	
坐位中心	状況的	不安定				

出典：T.ヘザー・ハードマン、上鶴重美 編、"NANDA-I看護診断—定義と分類 2018-2020"、医学書院(2018)、p.113、114.

◆ 第4軸　部位

　第4軸の部位とは、身体の一部/部分やそれらに関連する機能で、「頭蓋内許容量減少」「末梢性神経血管性機能障害リスク状態」「口腔粘膜統合性障害」「皮膚統合性障害」「組織統合性障害」「血管外傷リスク状態」など看護診断名に頭蓋内、口腔、皮膚、組織、血管、神経血管など身体部位の名称が入っている場合は、その身体部位の看護診断名ということになります。

◆ 第5軸　年齢

　第5軸の年齢とは、診断の対象(第2軸)となる人の年齢を意味し、現在、胎児、新生児、乳児、小児、青年、成人、高齢者の7つの年齢区分があります。

　これは、どんなことなのかというと、「母親/胎児二者関係混乱リスク状態」の「胎児」、「非効果的乳児哺乳パターン」の「乳児」、「乳児行動統合障害」の「乳児」、「高齢者虚弱シンドローム」の「高齢者」など、看護診断名に「年齢」の言葉が入っていたらその年齢の人を対象とした看護診断名ということになります。

　この年齢には、年齢の詳細が提示[11]されています。たとえば、胎児であれば、「受精後8週間から出生までの、まだ生まれていない人間」、乳児であれば、「生後28日以上、1年未満の子ども」、高齢者であれば、「年齢が65歳以上の人」となっています。

　したがって、年齢を意味する言葉がついている看護診断を活用するさいは、この年齢層の対象であるかどうかの確認が必要になります。

　なお、現在「新生児」「成人」という言葉の入っている看護診断名はありません。

◆ 第6軸　時間

　第6軸の時間とは、診断の焦点（第1軸）の期間を表し、「急性」「慢性」「間欠的」「持続的」の4つがありますが、現在使われている時間は「急性」「慢性」です。

　これは、どんなことなのかというと、「急性」の定義は3カ月未満の持続[12]、「慢性」の定義は3カ月以上の持続[13]です。そのため、「急性疼痛」「急性混乱」は基本的には3カ月よりも短い疼痛・混乱、「慢性疼痛」「慢性混乱」は基本的には3カ月よりも長い疼痛・混乱ということになります。

　したがって、基本的には、「急性」という言葉の入っている看護診断名は、診断の焦点の持続期間が3カ月よりも短いことを意味し、「慢性」という言葉の入っている看護診断名は、診断の焦点の持続期間が3カ月よりも長いことを意味します。なお、現在、「間欠的」「持続的」という言葉の入っている看護診断名はありません。

◆ 第7軸　診断の状態

　第7軸の診断の状態とは、問題が実在型なのか、潜在型なのか、あるいはヘルスプロモーション型なのかを意味します。

　これはどんなことなのかというと、問題焦点型看護診断、リスク型看護診断、ヘルスプロモーション型看護診断に分類される対象の健康状態・状況を示しているものです。

　基本的に、問題焦点型看護診断は、「〜リスク状態」や「〜促進準備状態」という言葉のついていない看護診断で、看護診断を行ううえで必要な診断指標（症状・徴候）が存在し、臨床的に健康上の問題が確認されている健康状態・状況を示す看護診断です。

　また、リスク型看護診断は、「〜リスク状態」という言葉のついている看護診断で、看護診断を行ううえで必要な診断指標の存在は確認されていないが、臨床的に健康上の問題を引き起こす可能性の高い因子の存在が確認されている健康状態・状況を示す看護診断です。

　さらに、ヘルスプロモーション型看護診断は、「〜促進準備状態」という言葉のついている看護診断で、今の状態よりもさらに高いレベルの健康状態への移行を示す看護診断です。

　以上の7つの軸を理解したうえで看護診断名をみると、それぞれの看護診断名の指し示している対象の状態・状況がよりわかりやすくなり、看護診断の定義（看護診断名が指し示す対象の状態・状況）が理解しやすくなります。

また、看護診断名の指し示している対象の状態・状況の理解が深まることによって、妥当性の高い看護診断を行うことが可能になります。

ここで、7つの軸を理解すると看護診断名の指し示している対象の状態・状況がよりわかりやすくなる例をあげてみます（表3・30）。

表3・30　7つの軸を理解すると看護診断名の指し示している対象の状態・状況がよりわかりやすくなる例

例1	看護診断名「非効果的コーピング」

この看護診断名は「非効果的」と「コーピング」に分けられる。

「非効果的」 第3軸　判断	「コーピング」 第1軸　診断の焦点
意味ある効果や望ましい効果を生んでいない	ストレッサーが加わる ↓ ストレッサーが加わると、ストレッサーに対しての評価を行う（一次的評価） 　↓ストレスフルと評価すると ストレッサーへの対処方法に対しての評価を行う（二次的評価） 　　↓※一次的評価と二次的評価は相互に影響しあっている ストレッサーへ対処する（コーピング） ↓ コーピングの結果、ストレッサーはどうなったかの評価を行う（再評価）

「非効果的」と「コーピング」を合わせた「非効果的コーピング」とは、ストレッサーに対する一次的評価や二次的評価に問題があり、ストレッサーにうまく対処できない、またはストレッサーをうまく処理できない状態。

看護診断「非効果的コーピング」の定義[†]

認知面や行動面の努力を伴う、ストレッサー評価が無効なパターンで、安寧に関する要求を管理できない状態

例2	看護診断名「ボディイメージ混乱」

この看護診断名は「ボディイメージ」と「混乱」に分けられる。

「ボディイメージ」 第1軸　診断の焦点	「混乱」 第3軸　判断
自分自身の体についての見方。自分の個人的外観についての見方	通常のパターン、または機能が破壊されている

「ボディイメージ」と「混乱」を合わせた「ボディイメージ混乱」とは、自分の身体外観に対する知覚を受け入れることができず心理的に問題の生じている状態。

表3・30　7つの軸を理解すると看護診断名の指し示している
　　　　対象の状態・状況がよりわかりやすくなる例(つづき)

看護診断「ボディイメージ混乱」の定義[†]

心の中に描き出される自分の姿・形が混乱している状態

例3　看護診断名「非効果的家族健康管理」

この看護診断名は「非効果的」と「家族」と「健康管理」に分けられる。

「非効果的」 第3軸　判断	「家族」 第2軸　診断の対象	「健康管理」 第1軸　診断の焦点
意味ある効果や望ましい効果を生んでいない	相互義務を理解し、共通の意義を感じ、他の構成員に対する何らかの責務を共有している、途切れない持続的な関係性を有する2人以上の人々。血縁または自らの選択でつながっている。	医療者から提示された健康目標を達成するための病気や病気の後遺症に対する治療計画

「非効果的」と「家族」と「健康管理」を合わせた「非効果的家族健康管理」とは、家族の誰か(治療を受けている人)に対して医療者から提示された健康目標を達成するための病気や病気の後遺症に対する治療計画を家族がうまく実施することができない状態。

看護診断「非効果的家族健康管理」の定義[†]

病気やその後遺症の治療プログラムを調整して家族機能に取り入れるパターンが、一家の特定の健康目標を達成するには不十分な状態

[†] 出典：T.ヘザー・ハードマン、上鶴重美 編、"NANDA-I看護診断―定義と分類 2018-2020"、医学書院(2018)、p.407(例1)、342(例2)、176(例3).

2　領域・類・看護診断の関係

NANDA-I看護診断では、図3・4のような分類になっています。

そこで次は、この分類の考え方について説明していきます。領域(ドメイン)とは「関心のある分野または人が支配する分野」[14]、類(クラス)とは「同じような構造をもつグループ」[15]です。

この領域と類の定義から、領域と類の関係をみてみると、領域と類の関係は、類は領域のサブカテゴリーということができます。もう少しわかりやすくいうと、領域は看護診断を分類するさいの大枠で、類は、「その領域」に含まれる項目という関係にあります。

次に、類と看護診断の関係をみてみると、看護診断は類ごとに分類されています。もう少しわかりやすくいうと、看護診断は、領域のサブカテゴリーである類に位置づいているということになります。

120 第3章 看護診断の理解

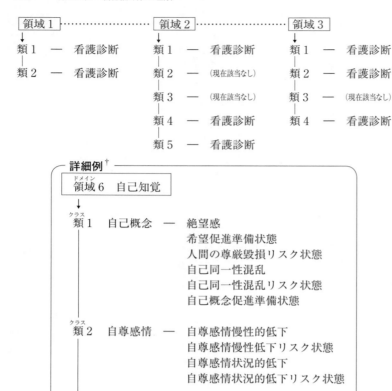

図3・4　NANDA-I分類法Ⅱの領域・類・看護診断の関係
†出典：T.ヘザー・ハードマン、上鶴重美 編、"NANDA-I看護診断—定義と分類 2018-2020"、医学書院(2018)、p.99.

　以上のことから、看護診断・類・領域の関係は、看護診断からみると、看護診断は類に属しており、類が領域に属しているということになります。この関係を領域からみると、領域にはいくつかの類があり、類にはいくつかの看護診断が分類されているということになります。

　このような分類体系を理解し、かつ、領域の定義、類の定義を理解することによって、各々の看護診断名はどんな対象の状態・状況を指し示しているのか、各々の看護診断はどんな性格の看護診断なのかがわかり、看護診断名の理解を深めることができます。

　このような分類体系の理解と領域や類の定義の理解によって看護診断名の理解が深まる例を表3・36に示します。

表 3・36 「NANDA-I 看護診断」分類体系の理解によって看護診断名の理解が深まる例

看護診断名	活動耐性低下	倦怠感
類	類4　心血管/肺反応 定義[†]：活動/休息を支える循環-呼吸のメカニズム	類3　エネルギー平衡 定義[†]：資源(リソース)の摂取と消費の調和のダイナミックな状態
領域	領域4　活動/休息 定義[†]：エネルギー資源の生産、保存、消費、またはバランス	

「活動耐性低下」と「倦怠感」は、「領域」は同じであるが、「類」が異なる。この定義の違いより、「活動耐性低下」は「循環や呼吸に問題があって耐性が低下しているとき」の看護診断、「倦怠感」は「エネルギーの産生と消費の関係で耐性が低下しているとき」の看護診断ということがわかる。

[†] 出典：T. ヘザー・ハードマン、上鶴重美 編、"NANDA-I 看護診断―定義と分類 2018-2020"、医学書院(2018)、p.251、252.

引用文献
1) T. ヘザー・ハードマン、上鶴重美 編、"NANDA-I 看護診断―定義と分類 2018-2020"、医学書院(2018)、p.148.
2) 文献1)、p.38.
3) 文献1)、p.38.
4) 文献1)、p.39.
5) 文献1)、p.26、27.
6) 文献1)、p.25.
7) 文献1)、p.148.
8) 文献1)、p.423.
9) 文献1)、p.113.
10) 文献1)、p.113.
11) 文献1)、p.114.
12) 文献1)、p.116.
13) 文献1)、p.116.
14) 文献1)、p.106.
15) 文献1)、p.106.

第3章のまとめ

本章のポイント

1. 妥当性の高い看護診断を行うためには、「アセスメント」→「診断」の手続きを妥当性高く行う必要があります。
2. 看護診断とは、「個人・家族・集団・地域社会(コミュニティ)の健康状態/生命過程に対する反応およびそのような反応への脆弱性についての臨床判断」です。
3. 看護診断の種類(タイプ)には、問題焦点型看護診断、リスク型看護診断、ヘルスプロモーション型看護診断があります。
4. 看護診断の表現方法は、問題焦点型看護診断は、「～リスク状態」や「～促進準備状態」という言葉がつかない表現、リスク型看護診断は、「～リスク状態」という表現、ヘルスプロモーション型看護診断は、「～促進準備状態」という表現になっています。
5. 看護診断を用いる意義として以下の3つがあります。
   1) 看護の専門領域を提示することができる
   2) 対象の状態・状況に対する共通認識をもつことができる
   3) 表現の困難な対象の状態・状況をより的確に表現することができる
6. 「看護問題」として問題を表現するプロセスと「看護診断」として問題を表現するプロセスの共通点は「アセスメント」の手続きであり、相違点は、「診断」で「看護診断」として対象の問題状態・状況を表現する場合は、看護診断名を用いる、看護診断名を用いたら、本当にその看護診断名でよいかどうかを確認するという2点です。
7. 看護診断を説明するさいの要素に「定義」「診断指標」「関連因子」「危険因子」があります。
8. 看護診断プロセスには、「統合アセスメント」の入る看護診断プロセスと「統合アセスメント」の入らない看護診断プロセスがあります。
9. 妥当性の高いアセスメントを行うためのアセスメントのポイントとしては、以下のようなことがあります。
   1) アセスメントの枠組みごと、または対象の特定の状態・状況に焦点をあてて目的的・系統的なデータ収集を行うこと
   2) 1)のデータ収集において意図的なデータ収集を行うこと
   3) アセスメントの枠組みの指し示す対象をみる側面がわかっていること
   4) アセスメントの枠組みに分類されている看護診断がわかっていること
   5) 看護診断プロセスの手続きを丁寧に踏むこと
10. どのような「看護診断」を行うかによって、看護援助の内容は異なってくるため、妥当性の高い看護診断を行う必要があります。
11. 多軸システムとして現在7つの軸があります。この軸を理解すると、

看護診断名の指し示す対象の状態・状況がわかりやすくなります。

確認問題

1 妥当性の高い看護診断を行うために「アセスメント」→「診断」において重要になることを説明できますか？
2 看護診断とは何かを説明できますか？　また、看護診断の「健康状態／生命過程に対する反応およびそのような反応への脆弱性についての臨床判断」とはどのようなことかを説明できますか？
3 看護診断の種類（タイプ）とその内容を説明できますか？
4 「看護問題」として問題を表現するプロセスと「看護診断」として問題を表現するプロセスの共通点と相違点を説明できますか？
5 看護診断を説明するさいの要素の「定義」「診断指標」「関連因子」「危険因子」とは何かを説明できますか？
6 看護診断を行うさいの「定義」「診断指標」「関連因子」「危険因子」の活用法を説明できますか？
7 「統合アセスメント」の入る看護診断プロセスを説明できますか？
8 「統合アセスメント」の入らない看護診断プロセスを説明できますか？
9 問題焦点型看護診断、リスク型看護診断、ヘルスプロモーション型看護診断の「診断仮説の検討」「看護診断の決定」方法を説明できますか？
10 「診断仮説」候補が複数あるときの「看護診断の決定方法」を説明できますか？
11 多軸システム（7つの軸）を説明できますか？

確認問題の解答

1 妥当性の高い看護診断を行うためには、「妥当性の高いアセスメントができる」「アセスメントで明らかになった対象の状態・状況を指し示す妥当性の高い看護診断名の選択ができる」ことが重要になります。
2 看護診断とは、個人・家族・集団・地域社会（コミュニティ）の健康状態／生命過程に対する反応およびそのような反応への脆弱性についての臨床判断、すなわち、看護診断とは、健康状態に対する反応およびそのような反応への脆弱性について、生命過程に対する反応およびそのような反応への脆弱性について看護師が行う個人・家族・集団・地域社会（コミュニティ）についての臨床判断です。
　また、「健康状態に対する反応およびそのような反応への脆弱性についての臨床判断」とは対象の状態・状況（おもに疾患に伴って生じている状態・状況）を看護の視点でみた場合の援助の必要性を

判断したものであり、「生命過程に対する反応およびそのような反応への脆弱性についての臨床判断」とは人が生まれてから亡くなるまでのライフプロセスにおける看護援助の必要性を判断したものです。

3 看護診断の種類（タイプ）には、問題焦点型看護診断、リスク型看護診断、ヘルスプロモーション型看護診断があります。
　・**問題焦点型看護診断**とは、看護診断を行ううえで必要な診断指標が存在することで、臨床的に健康上の問題が確認されている状態・状況を示す看護診断です。
　・**リスク型看護診断**とは、看護診断を行ううえで必要な診断指標の存在は確認されていないが、臨床的に健康上の問題を引き起こす可能性の高い因子の存在が確認されている状態・状況を示す看護診断です。
　・**ヘルスプロモーション型看護診断**とは、今の状態よりもさらに高いレベルの健康状態への移行を示す看護診断です。

4 **共通点**：
「アセスメント」の手続き、すなわち、「アセスメント」で、アセスメントの枠組みごとに目的的・系統的・意図的にデータ収集を行う → 収集したデータを活用してアセスメントの枠組みについての対象の状態・状況を明らかにする → ここで明らかになった各アセスメント枠組みでのアセスメントを受けて統合アセスメントを行うという手続きです。または、「アセスメント」で、アセスメントの枠組みごとに目的的・系統的・意図的にデータ収集を行う → 収集したデータを活用してアセスメントの枠組みについての対象の状態・状況を明らかにするという手続きです。

相違点：
① 「看護問題」として問題状態・状況を明確にする場合は、対象の状態・状況を自分の言葉でどのように表現してもよいですが、「看護診断」として問題状態・状況を明確にする場合は、対象の状態・状況を看護診断名を用いて表現するということです。
② 問題状態・状況を「看護問題」として自分の言葉で表現した場合は、看護問題を明らかにした時点で終わりですが、対象の状態・状況に対して看護診断名を用いて表現した場合は、本当に「その看護診断名」でよいかどうかを確認するためのプロセスが付け加わるということ、すなわち、看護診断名を用いたら本当に「その看護診断名」でよいかを確認する手続きが付け加わるということです。

5 ・**「診断名」**とは、"対象の状態・状況を表現するさいの共通言語"です。
　・**「定義」**とは、"看護診断名が指し示す対象の状態・状況"です。

- 「**診断指標**」とは、"問題焦点型看護診断またはヘルスプロモーション型看護診断を行うさいの診断根拠"です。
- 「**関連因子**」とは、"問題焦点型看護診断を行った対象の状態・状況を引き起こす一般的な因子"です。
- 「**危険因子**」とは、"リスク型看護診断を行った対象の状態・状況を引き起こす可能性があると考えられる一般的な因子"です。

6
- 「**診断名**」は、"現在の対象の状態・状況を「看護診断」として共通言語を用いて表現する"ときに活用します。
- 「**定義**」は、"現在の対象の状態・状況と定義の状態・状況を照合することによって、「看護診断」を行うさいの対象の状態・状況を確認する"ときに活用します。
- 「**診断指標**」は、"対象の症状・徴候と診断指標を照合することによって、「看護診断」を行うさいの根拠を確認する"ときに活用します。
- 「**関連因子**」は、"現在の状態・状況に影響を及ぼしていると考えられる因子を確認する"ときに活用します。
- 「**危険因子**」は、"今後、出現する可能性のある対象の状態・状況に影響を及ぼすと考えられる因子を確認する"ときに活用します。
- 「**ハイリスク群**」と「**関連する状態**」という区分が新たに追加されました。これらのことがらは、看護師による独自の介入ではどうすることもできないものではありますが、正確に看護診断するさいには役に立つことがらであるため、看護診断の決定にさいして適時、活用していくとよいです。

「ハイリスク群」	人口統計学的な特性、既往歴や家族歴、成長発達段階、特定の出来事への曝露や経験といった、人間の反応が起こりやすい特性を共有する人々の集団を意味している」ことがら
「関連する状態」	医学診断、傷害、処置、医療機器、あるいは医薬品などを意味している。関連する状態は、看護師が独自に修正・変更することはできないが、正確に看護診断するさいには役に立つと考えられる」ことがら

7 ①「データ収集」
　　データベースのアセスメントの枠組みごとにアセスメントの枠組みが指し示す対象をみる側面を念頭において目的的、系統的、そして意図的に行います。
②「データ分析」
　　収集したデータを1つひとつみて、問題のあるデータかどうかを判断します。これらの判断結果を総合的にみて対象はどのような状態・状況にあるといえるのかをアセスメントの枠組みが指し

示す対象をみる側面に焦点をあてて明らかにします。
③「統合アセスメント」
　各アセスメントの枠組みで明らかになったアセスメントの結論を受けて、すなわち、対象はどんな状態・状況にあるといえるのかを明らかにします。
④「診断仮説の設定」
　統合アセスメントで明らかになった援助の必要があると思われる対象の状態・状況を指し示す「看護診断名」は何かと考え、看護診断名を選択します。
⑤「診断仮説の検討」
　診断仮説(「看護診断」候補)に対して、本当に「その看護診断名」を用いて対象の状態・状況を表現してよいかどうかの検討を行います。
⑥「看護診断の決定」
　「診断仮説の検討」を受けて、看護診断を決定します。

8　①「データ収集」
　対象の特定の状態・状況に焦点をあてて、その対象の特定の状態・状況を念頭において目的的・系統的、そして意図的に行います。
②「データ分析」
　収集したデータを1つひとつみて、問題のあるデータかどうかを判断します。これらの判断結果を総合的にみて対象はどのような状態・状況にあるといえるのかを対象の特定の状態・状況に焦点をあてて明らかにします。
③「診断仮説の設定」
　アセスメントで明らかになった援助の必要があると思われる対象の状態・状況を指し示す「看護診断名」は何かと考え、援助の必要があると思われる対象の状態・状況を指し示すと思われる「看護診断名」を選択します。
④「診断仮説の検討」
　設定した診断仮説(「看護診断」候補)に対して、本当に「その看護診断名」を用いて対象の状態・状況を表現してよいかどうかの検討を行います。
⑤「看護診断の決定」
　「診断仮説の検討」を受けて、看護診断を決定します。

9　・問題焦点型看護診断
　診断仮説の検討では、まずは、"アセスメントによって明らかになった対象の状態・状況"とその状態・状況を指し示す「看護診断名」は何かと考えて選択した「診断仮説」の"定義の状態・状況"が一致しているかを検討します。一致していると判断したら、次に「対象の症状・徴候」と「診断指標」が複数一致してい

るかを検討します。その結果、複数一致していると判断されたら、「関連因子」をみて、現在の状態・状況に影響を及ぼしていると考えられる因子との一致を確認します。一致していれば、看護診断の決定となります。
- ・リスク型看護診断

　診断仮説の検討では、まずは、"アセスメントによって明らかになった対象の状態・状況"とその状態・状況を指し示す「看護診断名」は何かと考えて選択した「診断仮説」の"定義の状態・状況"が一致しているかを検討し、一致していると判断したら、次に「危険因子」をみて、今後、出現する可能性のある状態・状況に影響を及ぼすと考えられる因子の一致を検討します。その結果、一致していることが確認されたら看護診断の決定となります。
- ・ヘルスプロモーション型看護診断

　診断仮説の検討では、まずは、"アセスメントによって明らかになった対象の状態・状況"とその状態・状況を指し示す「看護診断名」は何かと考えて選択した「診断仮説」の"定義の状態・状況"が一致しているかを検討し、一致していると判断したら、次に「対象の症状・徴候」と「診断指標」が一致しているかを検討します。その結果、複数一致していることが確認されたら看護診断の決定となります。

10　① 「診断仮説」候補が複数あるときは、まずは、"アセスメントによって推察した対象の状態・状況"と複数の「診断仮説」の"定義の状態・状況"が一致しているかを検討します。
　② 検討の結果、一致していると判断したら、「対象の症状・徴候」と複数の診断仮説それぞれの「診断指標」の一致を検討します。
　③ その結果、診断指標の一致する数の多い「診断仮説」を看護診断と決定します。

11　・「第1軸　診断の焦点」とは、「看護診断の主要な要素、または基礎や根幹となる部分」で、看護診断の主要概念です。
- ・「第2軸　診断の対象」とは、「看護診断を確定される人(人々)」で、看護診断名に「家族」という言葉が入っている場合は家族対象の看護診断、看護診断名に「地域社会(コミュニティ)」という言葉が入っている場合は地域社会(コミュニティ)対象の看護診断、看護診断名に「介護者」という言葉が入っている場合は介護者対象の看護診断、看護診断名に「家族」や「地域社会(コミュニティ)」、「介護者」という言葉が入っていない場合は基本的には個人対象の看護診断になります。
- ・「第3軸　判断」とは、「診断の焦点の意味を限定または指定する記述語や修飾語であり、診断の焦点の意味を限定または特化するもの」で、「第1軸　診断の焦点」の前もしくは後について診断の焦点はどんな状態・状況なのかを説明するものです。

- 「第4軸　部位」とは、「身体の一部/部分やそれらに関連する機能」で、看護診断に身体部位の名称が入っている場合は、その身体部位の看護診断名ということになります。
- 「第5軸　年齢」とは、「診断の対象(第2軸)となる人の年齢」で、胎児、新生児、乳児、小児、青年、成人、高齢者の7つの年齢区分があります。看護診断にこれらの「年齢」の言葉が入っていたらその年齢の人を対象とした看護診断名ということになります。
- 「第6軸　時間」とは、「診断の焦点(第1軸)の期間」で、「急性」「慢性」「間欠的」「持続的」の4つがあります。「急性」とは3カ月よりも短い持続、「慢性」とは3カ月よりも短い持続というように「急性」や「慢性」はどのくらいの持続期間なのかを説明するものです。
- 「第7軸　診断の状態」とは、「問題/シンドロームが実在するのかまたは潜在するのか、あるいはヘルスプロモーション型看護診断としての診断のカテゴリー化」で、問題焦点型看護診断、リスク型看護診断、ヘルスプロモーション型看護診断に分類される対象の健康状態・状況を示しているものです。

第4章
看護診断の実際

　本章では、第1章から第3章までの内容を受けて、看護診断の実際がわかるよう「統合アセスメントの入る看護診断プロセス」(p.84)と、「統合アセスメントの入らない看護診断プロセス」(p.90)を事例で示します。

1　入院時の看護診断プロセス

1　事例1-1

a．概　要

対　象：　Aさん　89歳女性
疾患名：肺炎
入院までの経過：

　　　数日前より体調がすぐれず、大事をとって休んでいたが、しだいに倦怠感が強くなってきた。昨日も早めに就寝したが、倦怠感が強く、あまり眠れなかった。夜中に熱感を感じたため熱を測ると38.6℃あった。アイスノンを使用し、様子をみていたが、しだいに呼吸が苦しくなってきたため、近くに住む娘に連絡し、本日の深夜(1時ごろ)、娘に付き添われて救急外来を受診したところ、肺炎と診断され、治療目的で緊急入院となった(入院後、直ちに酸素マスクにて2Lの酸素投与と抗生剤の点滴が開始された。酸素投与後は、呼吸困難の訴えはなった)。

既往歴：なし
家族構成：1人暮らし(近くに娘夫婦がいる)
入院時の一般状態：

　　BP 128/72 mmHg　P 92回/分　R 28回/分　T 38.6℃
　　身長154 cm　体重50 kg
　　発熱、倦怠感あり、呼吸困難感あり

BP：血圧、P：脈拍、R：呼吸、T：体温。

検査所見：

TP 6.0　ALB 3.2　RBC 3.8×10^6　Hb 11.2　WBC 12×10^3
Na 145　K 4.9

TP：総タンパク質
ALB：アルブミン
RBC：赤血球数
Hb：ヘモグロビン
WBC：白血球数
Na：ナトリウム
K：カリウム

入院前の生活：

（おもに家族からの話）

・今まで特にこれといった大きな病気をしたことはない。今もこれといった病気はない。
・健康には気をつけており、毎日、スプーン1杯の酢を飲んでおり、健康によいといわれていることは積極的に取り入れる方である。
・10年前に夫と死別し、その直後よりずっと1人で暮らしている（私は近くに住んでおり、何かあればすぐに対応できる）。
・家にいるときは、物忘れがたまにあるが、日常生活に支障はない。
・動作はやや緩慢ではあるが、自分のことは自分ですべて行っていた（家事も行っていた）。
・食事に関しては、2日ぐらい前から食欲がなかったが、普段は1日3回きちんと食べている（小食気味）。
・夜中に1回ぐらいトイレに行くようだが、排尿・排泄には問題はない（たまに下剤を使用していることがあるようだ）。
・耳はやや遠いが、大きめの声で話せば聞こえ、普段の生活において問題はない。
・目は白内障があるといわれているが、特に治療はしていない（老眼鏡を使用することがあるが、これといった不自由はないようである）。

b. 看護診断プロセス

データベースの各アセスメントの枠組みにおけるアセスメント：
Aさん　89歳女性
疾患名：肺炎　（深夜の入院により、9時にアセスメントを行った）

▼ アセスメントの枠組み　　　　▼ データ収集　　　　　　　▼ データ分析

パターン	データ	アセスメント
健康知覚-健康管理	主訴：　だるい、呼吸が苦しい	体調が悪いと早めに休んだり、体調の変化に気づき、自分から受診していることから健康知覚に問題はない。また、健康に気をつけており、健康管理を自分で行っているため健康管理にも問題はない。しかし、高齢であること、現在は倦怠感が強度であるにもかかわらず、本人の希望により、排泄時はポータブルトイレへ移動すること、移動時は、輸液を行っていることにより輸液スタンドを使用していることなどから、転倒のリスクがあると考えられる。
	入院目的：　肺炎の治療目的	
	入院までの経過： 　数日前より体調がすぐれず、大事をとって休んでいたが、しだいに倦怠感が強くなってきた。昨日も早めに就寝したが、倦怠感が強く、あまり眠れなかった。夜中に熱感を感じたため熱を測ると38.6℃であった。アイスノンを使用し、様子をみていたが、しだいに呼吸が苦しくなってきたため近くに住む娘に連絡し、娘とともに救急外来を受診したところ、肺炎と診断され、緊急入院となった。	
	医師からの説明内容：　肺炎の治療をしましょう	
	本人の受け止め：　わかりました	
	家族の受け止め：　わかりました	
	既往歴：　なし 現在治療している疾患：　有（　　　　　　　）・㊀ 使用中の薬剤：　有（　　　　　　　）・㊀ 治療管理の方法： 管理している人：	
	嗜好品：　有（　　　　　　　）・㊀ 　アルコール：　　　　杯/日　　　　回/週 　喫煙：　　　　本/日 　その他：	
	アレルギー：　有　・㊀ 　有の場合　薬物（　　　　　　　　　　） 　　　　　　食物（　　　　　　　　　　） 　　　　　　その他（　　　　　　　　　）	
	健康管理の方法：　㊲（毎日スプーン1杯の酢を飲む）・無 　　　　　　　　健康には気をつけている 健康管理に対する家族の協力：　要（　　　　　）・㊇ 転倒のリスク：　㊲（高齢、強度の倦怠感　　　）・無	
	その他の関連情報： 　倦怠感が強度のため、当面、床上安静（本人の希望により、排泄はポータブルトイレ） 　入院後直ちに酸素投与2L/分　開始、抗生剤の点滴開始	

つづく

看護診断プロセス＜事例 1-1＞(つづき)

パターン	データ	アセスメント
栄養-代謝	日常の食事形態： 主食（ 米飯　　　　　　　　　　） 　　　　　　　　　副食（ 常菜　　　　　　　　　　） 治療食(制限食)： 有（　　　　　　　　　　）・⦿無 食習慣：　　　　　3食/日 食欲：　有・⦿無（ 数日前よりあまり食べていない　） 　　　　　普段は小食ではあるが、食欲はある 偏食：　有（　　　　　　　　　　　　　）・⦿無 水分摂取量：　　　　？ mL/日 　　　よくお茶を飲んでいる 　　　数日前よりそんなにとっていない 皮膚の乾燥：　有（　　　　　　　　　　　）・⦿無 浮腫：　　　有（　　　　　　　　　　　　）・⦿無 口渇：　　　有（　　　　　　　　　　　　）・⦿無 嚥下障害：　有（　　　　　　　　　　　　）・⦿無	栄養に関する検査データはやや低値であるが、BMIは標準範囲内であり、短期間での体重の変化はないことから栄養状態に問題があるとはいえないが、現在、食欲がないとのことで食事摂取量が低下している。現在の状態が回復すれば、再び食欲がでてくると思われるため、今後は食事摂取量の観察を行っていく。
	身長：　154 cm　　　体重：　50 kg　ぐらい 短期間での体重の変化：　有（　　　　　　　）・⦿無 通常の体温：　36.0℃　　入院時の体温：　38.6℃ 褥瘡のリスク：　⦿有（ 自力体動なし　　　）・無	また、水分摂取に関しては、数日前よりあまり摂取していないことから水分摂取不足の可能性があるが、現在、輸液を行っているため問題はない。
	その他の関連情報： 　TP 6.0　ALB 3.2　Na 145　K 4.9 　「だるい」とのことで、自力体動ほとんどなし 　現在、抗生剤の点滴中	また、栄養状態がよいとはいえないこと、現在、倦怠感が強度なことにより、自力体動がほとんどないため、褥瘡のリスクがある。また、肺炎による発熱に対して抗生剤の点滴を行っているため、発熱の状態を観察していく必要がある。
排泄	排尿回数：　6〜7回/日　　　　夜間1回 尿意：　⦿有・無（　　　　　　　　　　　　　　） 排尿に関する問題：　有（　　　　　　　）・⦿無	排尿・排便に関しては尿意・便意があり、排尿回数・排便回数に問題はなく、腹部症状もないため問題はない。しかし、たまに下剤を使用することがあるとのことから排便状態の観察を行っていく必要がある。
	排便回数：　1回/1〜2日 最終排便日：　　　月　　日（昨日） 便通のために使用するもの：　⦿有（ たまに下剤を使う ）・無 　　　　　　　　　　　　4日ぐらい排便がないとき 便意：　⦿有・無（　　　　　　　　　　　　　　） 排便に関する問題：　有（　　　　　　　　）・⦿無	
	腹部症状：　有（　　　　　　　　　　　　）・⦿無	
	その他の関連情報：	

132　第4章　看護診断の実際

看護診断プロセス＜事例 1-1＞(つづき)

パターン	データ	アセスメント
活動-運動	ADL の状態/援助状態： 　0：完全に自立 　1：器具や装具を使用すれば自立 　2：一部、他者の援助が必要 　3：全面的な援助が必要 　　　　入院前　　現在　　援助状態 食事　（ 0 ）　（ 2 ）：　セッティング 排泄　（ 0 ）　（ 2 ）：　排便時トイレ付き添い 清潔　（ 0 ）　（ 2 ）：　清拭(自分でできないところ) 更衣　（ 0 ）　（ 2 ）：　自分でできないところ 歩行　（ 0 ）　（ 2 ）： 運動障害：　有（　　　　　　　　　　　　　）・㊇ 活動に伴う循環・呼吸反応の異常： 　　　　　㊲（　動くと呼吸困難感は強くなることあり　）・無 血圧：　128/72 脈拍：　92 回/分 呼吸：　28 回/分 その他の関連情報： 　現在、酸素投与 2 L/分 　酸素投与後の呼吸困難感はなし 　強度の倦怠感あり 　現在の安静度は、床上安静（排泄はポータブルトイレ）	倦怠感が強度のため、現在は、床上安静になっており、ADL に援助を必要とする状態である。したがって、必要時、生活行動の援助を行っていく必要がある。 　また、酸素投与により、呼吸困難感はないが、体動時に呼吸困難感が強くなることがあるため、呼吸困難感の程度を観察するとともに呼吸困難感が増強しないようにしていく必要がある。 　また、倦怠感の程度の観察も行っていく必要がある。
睡眠-休息	睡眠時間：　22 時　～　7 時 熟睡感：　㊲・無（　　　　　　　　　　　　　） 不眠時の工夫：有（　　　　　　　　　　　）・㊇ 昼寝の習慣：　有（　　時　～　　時　）・㊇ 　　　　　　　たまに疲れると昼寝をすることがある 睡眠に関する問題：　有（　　　　　　　　）・㊇ その他の関連情報：89 歳	睡眠時間は、十分であり、熟睡感もあるため睡眠に問題はない。しかし、高齢であり、入院という環境の変化があるため、睡眠状態の観察を行っていく必要がある。
認知-知覚	意識レベル：JCS（　清明　　　　　　　　） 見当識障害：有（　　　　　　　　　　　）・㊇ 認知障害：　有（　　　　　　　　　　　）・㊇ 理解力障害：有（　　　　　　　　　　　）・㊇ 知覚障害：　有（　　　　　　　　　　　）・㊇ 視覚障害：　㊲（　老眼鏡使用により問題ない　）・無 聴覚障害：　㊲（　大きめの声で話すと聞こえる　）・無 　　　　　　　　特に右側の耳が聞こえにくい 疼痛：　有（　　　　　　　　　　　　　）・㊇ その他の障害：　有（　　　　　　　　　）・㊇ その他の関連情報：	意識は清明であり、日常生活に支障のある障害はないため問題はない。しかし、聴覚に関しては、大きめの声で話さないと右耳は特に聞こえづらいとのことであるため、話しかけるときは、難聴に対する配慮が必要である。疼痛に関して問題はない。

つづく

看護診断プロセス＜事例 1-1＞(つづき)

パターン	データ	アセスメント
自己知覚-自己概念	性格： 心配性(本人) 　　　　がんばりや、弱音をはかない(娘) 入院にあたっての悩みや不安： 有(　　　　　)・⦿無 その他の関連情報：	入院にあたっての悩みや不安はないため問題はない。しかし、心配性の反面、弱音をはかないタイプであるとのことから、思いを表出できるよう配慮していく必要がある。
役割-関係	家族構成： 1人暮らし キーパーソン： 娘 主な介護者： 娘 職業： なし コミュニケーション障害： 有(　　　　　)・⦿無 その他の関連情報： 　1人暮らしではあるが、近くに娘がいるため心強い。 　いろいろしてくれるので困ることはない。	1人暮らしであるが、キーパーソンは娘であり、娘がサポートをしているため問題はない。 コミュニケーションに関しても問題はない。
セクシュアリティ-生殖	女性　月経： 有(順・不順)・⦿無 　　　　最終月経　　月　　日より　　日間 　　　　閉経　　?歳 　　　　月経に関する問題： 有(　　　　)・無 男性　泌尿器系疾患： 有(　　　　)・無 その他の関連情報：	問題はない。
コーピング-ストレス耐性	通常のストレスへの対処法： 特にない 現在のストレス： 有(　　　　　)・⦿無 その他の関連情報：	現在ストレスはないため問題はない。
価値-信念	生きていくうえでの支え： 孫の成長 信仰宗教： 有(　　　　　)・⦿無 その他の関連情報：	問題はない。

↓

統合アセスメント：

　89歳女性　肺炎にて治療目的で入院。
　身体的には、強度の倦怠感と呼吸困難感があるため、現在、酸素2L／分と抗生剤の点滴を行っており、床上安静の状態である。しかし、本人の希望により排泄はポータブルトイレのため、ポータブルトイレへの移動時は、転倒しないようにしていく必要がある。
　また、栄養状態がよいとはいえないこと、ベッド上ではほとんど自力体動がみられないことから、褥瘡発生の可能性があるため、褥瘡が生じないようにしていく必要がある。
　このほか、肺炎に伴う発熱状態、体動に伴う呼吸困難の程度、倦怠感の程度、下剤を使用することがあるとのことから排便状態、環境の変化に伴う睡眠状態などの観察を行っていく必要がある。
　Aさんとかかわるうえでは、難聴があるため左耳から大きな声で話しかける配慮が必要である。

1 入院時の看護診断プロセス　135

↓

診断仮説：	＃1　転倒転落リスク状態
	＃2　褥瘡リスク状態

◆　看護診断「＃1　転倒転落リスク状態」の決定プロセス

〈対象の状態・状況〉 本人の希望により排泄はポータブルトイレで行うが、Aさんは高齢であり、現在は倦怠感が強度、かつポータブルトイレ移動時は、輸液スタンドがあるため転倒しやすい状況にある。	◀看護診断が導き出された統合アセスメント内容

↓

ここで明らかになった対象の状態・状況と同じような状態・状況を指し示す定義になっている看護診断名は何か、もしくは、ここで明らかになった対象の状態・状況と同じような状態・状況を指し示す看護診断名の定義はどれか、という観点で「看護診断」候補を選択する。 「看護診断」候補は「転倒転落リスク状態」 **定義**[†]：転倒や転落が発生しやすく、身体的危害を引き起こし、健康を損なうおそれのある状態	◀診断仮説の設定

↓

〈対象の状態・状況〉と看護診断「転倒転落リスク状態」の「定義」の一致を確認する。 〈対象の状態・状況〉　　　　　看護診断「転倒転落リスク状態」の ・転倒しやすい状況　　　　　　「定義」 　　　　　　　　　　　　　　　・上記参照	▼診断仮説の検討

↓

〈対象の状態・状況を引き起こすと考えられる因子〉と看護診断「転倒転落リスク状態」の「危険因子」の一致を確認する。 〈対象の状態・状況を引き起こすと考えられる因子〉　　　　　　　　　看護診断「転倒転落リスク状態」の ・強度の倦怠感、呼吸困難感　　　「危険因子」[†] ・高齢（89歳）　　　　　　　　・可動性障害 ・輸液スタンドあり　　　　　　　「ハイリスク群」 　　　　　　　　　　　　　　　・年齢65歳以上 　　　　　　　　　　　　　　　「関連する状態」 　　　　　　　　　　　　　　　・急性疾患	

↓

〈対象の状態・状況〉と「定義」との一致、「危険因子」との一致が確認されたため「転倒転落リスク状態」と決定する。	◀看護診断の決定

[†] 出典：T. ヘザー・ハードマン、上鶴重美 編、"NANDA-I 看護診断—定義と分類 2018-2020"、医学書院(2018)、p.496、497.

第4章　看護診断の実際

◆　看護診断「＃2　褥瘡リスク状態」の決定プロセス

〈対象の状態・状況〉
栄養状態があまりよくないこと、ベッド上ではほとんど自力体動がみられないことから、褥瘡発生の可能性がある。

◁看護診断が導き出された統合アセスメント内容

↓

ここで明らかになった対象の状態・状況と同じような状態・状況を指し示す定義になっている看護診断名は何か、もしくは、ここで明らかになった対象の状態・状況と同じような状態・状況を指し示す看護診断名の定義はどれか、という観点で「看護診断」候補を選択する。

「看護診断」候補は「褥瘡リスク状態」
定義[†]：圧迫または圧力とずれ力(剪断力)が相まった結果、骨突出部上の皮膚や下層組織に限局性の損傷が起きやすく、健康を損なうおそれのある状態

◁診断仮説の設定

↓

〈対象の状態・状況〉と看護診断「褥瘡リスク状態」の「定義」の一致を確認する。

〈対象の状態・状況〉　　　　　　　看護診断「褥瘡リスク状態」の「定義」
・褥瘡を起こしやすい状態　　　　　・上記参照

▽診断仮説の検討

↓

〈対象の状態・状況を引き起こすと考えられる因子〉と看護診断「褥瘡リスク状態」の「危険因子」の一致を確認する。

〈対象の状態・状況を引き起こすと考えられる因子〉
・年齢(89歳)
・ベッド上でほとんど自力体動がみられない
・栄養状態があまりよくない

看護診断「褥瘡リスク状態」の「危険因子」[†]
・可動性の低下
・栄養不良
「ハイリスク群」
・女性
・極端な年齢

↓

〈対象の状態・状況〉と「定義」との一致、「危険因子」との一致が確認されたため「褥瘡リスク状態」と決定する。

◁看護診断の決定

[†]出典：T. ヘザー・ハードマン、上鶴重美 編、"NANDA-I 看護診断─定義と分類 2018-2020"、医学書院(2018)、p.512、513.

2　事例 1-2

a.　概　要

対　象：Bさん　61歳男性　会社員
疾患名：糖尿病
入院までの経過：

　　5年前に会社の健康診断で血糖値が高いことを指摘されたが、症状がなく仕事が忙しかったためそのままにしていた。翌年も血糖値が高いことを指摘されたため、2週間の教育入院をして食事指導や運動療法を受けた。その後、2年間は、不定期的受診し、血糖コントロールをしていたが、血糖値は高めで、血糖コントロールはなかなかできなかった。今年の健康診断でも高血糖を指摘されるとともに足のしびれ感があるため検査と血糖コントロール目的で入院となった。

既往歴：23歳　右大腿骨骨折
家族構成：妻(59歳　主婦)、長男(会社員)、次男(会社員)
　　　　（親、兄弟に糖尿病罹患者はいない）
入院時の一般状態：

　　BP 132/76 mmHg　P 72回/分　R 24回/分　T 36.2 ℃
　　身長 175.5 cm　体重 85 kg　足背に軽度しびれ感あり

検査所見：

　　BS[mg/dL] 朝食前 241　昼食前 249　夕食前 200　　　　BS：血糖
　　pH 5.5　尿糖（＋＋＋）
　　RBC 530×10^4　WBC 6.1×10^3　TP 8.0　ALB 4.1

入院前の生活：

　　食　事　1日3回

　　　　朝：パン(トースト8枚切り2枚、ハムエッグ・サラダ、牛乳またはスープ)

　　　　昼：外食(部下と連れだって会社近くの店に行くことが多い。家にいるときには、妻の手料理。麺類が多い。麺類が好きなので)
　　　　　　外食のカロリーはよくわからないため、カロリーが気になっても好きなものを食べてしまう。

　　　　夕：外食(酒を飲む機会が多い。接待で飲むことが多いが、ついつい食べ過ぎたり、飲み過ぎたりしてしま

うことが多い。家にいるときは、妻の手料理。和食が多い）

間食：めったにしないが、家にいるときはたまに（ピーナッツやチーズ、サラミなどをつまむ）

水分摂取量：1000〜1300 mL/日（水分はよく摂る）

排　泄　排尿5〜6回/日（夜中に1回はトイレに行く）
　　　排便1回/日

睡　眠　就寝23：00〜24：00　起床6：00〜7：00
　　　熟睡タイプ（どこでも眠れる）

清　潔　毎日入浴

運　動　"運動"は、ほとんどしていない
　　　（部下と得意先を回ったりすることがあるため、それが運動になっていると思う。最近、足にしびれがでてきてからは、たまに階段でつまずくことがある）

嗜　好　アルコール：つきあいで飲むときは、何でも飲む。家では、ビール（350 mL）を1、2缶飲むことが多い（飲まない日はたまにあるぐらい）
　　　タバコ：吸わない

普段の生活　仕事は忙しい。仕事上のつきあいが多く、帰宅は遅い。家にいるときは、疲れをとるために自宅でゆっくりテレビをみたり、本を読んで過ごすことが多い。

性　格　物事にあまりこだわらない、なるようにしかならないと思うタイプ。おおらかな人（妻より）

入院に対する本人の受け止め：
　糖尿病の合併症は怖いときいている。
　いよいよでてきたのかなと思い、気になっている。
　これを機会に血糖コントロールができるとよい。

入院に対する家族の受け止め：
　これを機会に食生活を改めてくれるといいのですが……。
　血糖コントロールできるように。

健康管理に対する受け止め：
　食事指導されたような食事をして、血糖コントロールをしようと思うが、仕事をしているとなかなかそうもいかない。仕事上の接待が多く、食事指導されたような食事をすることは難しい。
　定期的な受診も難しい。
　家では妻が食事に気を遣ってくれるから助かっている。

b. 看護診断プロセス

データベースの各アセスメントの枠組みにおけるアセスメント： Bさん　61歳男性　会社員 　疾患名：糖尿病　（入院時にアセスメントを行った）		
▼ アセスメントの枠組み	▼ データ収集	▼ データ分析
パターン	データ	アセスメント
健康知覚-健康管理	主訴：　足がしびれる 入院目的：　（検査と血糖コントロール）血糖コントロールを図る 入院までの経過： 　5年前に会社の健康診断で血糖値が高いことを指摘されたが、症状がなく仕事が忙しかったため、そのままにしていた。翌年も血糖値が高いことを指摘されたため、2週間の教育入院をして食事指導を受けた。その後、不定期に受診し、血糖コントロールをしていたが、血糖は高めで、血糖コントロールはなかなかできなかった。 　今年の健康診断でも高血糖を指摘されるとともに、足の痺れがあるため検査と血糖コントロール目的で入院となった。 医師からの説明内容：　検査と血糖コントロールをしましょう。 本人の受け止め：　糖尿病の合併症は怖いときいているので、これを機会に血糖コントロールができるといいと思っている。 家族の受け止め：　これを機会に食生活を改めてくれるといいのですが……。血糖コントロールができるように。 既往歴：　23歳　右大腿骨骨折 現在治療している疾患：　㈲（　糖尿病　　　　　）・無 使用中の薬剤：　㈲（　糖尿病の薬　　　　　　）・無 治療管理の方法： 　できる範囲でやっているが、仕事をしていると定期的に受診することはなかなか難しい。 妻が食事に気を遣ってくれるから助かっている。 自分なりに食事に気を遣っている。 管理している人：　本人と(妻)	血糖をコントロールをしようという思いはあるが、仕事の関係で、定期受診ができていないこと、仕事の接待が多く、食事指導を受けての食事摂取ができていないこと、外食のカロリーがわからないことから高血糖になっており、健康管理ができていない。したがって、今後、血糖コントロールができるようにしていく必要がある。また、糖尿病の合併症の怖さを自覚し、血糖コントロールができるようにしたいと言っており、足のしびれを自覚し、受診していることから健康知覚に問題はない。また、右足のしびれにより階段でつまずくことがあるとのことから、歩行状態の観察を行っていく必要がある。

つづく

看護診断プロセス＜事例 1-2＞(つづき)

パターン	データ	アセスメント
健康知覚-健康管理	嗜好品： 有（ アルコール ）・無 　アルコール： （かなり飲む）杯/日　4～5回/週 　喫煙：　　　　本/日　（吸わない） 　その他： アレルギー：　有 ・ 無 　有の場合：薬物（　　　　　　　　　　　） 　　　　　　食物（　　　　　　　　　　　） 　　　　　　その他（　　　　　　　　　　　）	
	健康管理の方法：　有（　　　　　　　　　）・無 健康管理に対する家族の協力：　要（ 家での食事作り ）・否 転倒のリスク：　有（ 足のしびれ、　　　　）・無 　　　　　　　　　　たまに階段でつまずく	
	その他の関連情報： 　右足にしびれがでてから、たまに階段でつまずくようになった 　接待で飲むことが多く、食事指導どおりにはいかない 　外食のカロリーがよくわからない	
栄養-代謝	日常の食事形態：　主食（ 朝はパン　昼は米飯または麺類 ） 　　　　　　　　　　　　　夕方は食べたり、食べなかったり 　　　　　　　　　　副食（ 常菜　　　　　　　　　　　） 治療食（制限食）：　有（ 糖尿病の食事　　　　）・無 食習慣：　3食/日 食欲：　有・無（　　　　　　　　　　　　　　　　） 偏食：　有（　　　　　　　　　　　　　　　　）・無 水分摂取量：　1000～1300　mL/日　（水分はよくとる） 皮膚の乾燥：　有（　　　　　　　　　　　　　）・無 浮腫：　有（　　　　　　　　　　　　　　　　）・無 口渇：　有（　　　　　　　　　　　　　　　　）・無 嚥下障害：　有（　　　　　　　　　　　　　　）・無	栄養状態に問題はないが、BMIは標準を超えており、血糖値が高いことから食事摂取内容に問題があると考えられる。したがって、指導された食事摂取ができるようにしていく必要がある。
	身長：　175.5 cm　　　体重：　85 kg 短期間での体重の変化：　有（　　　　　　　）・無 通常の体温：　36.0℃　　入院時の体温：　36.2℃ 褥瘡のリスク：　有（　　　　　　　　　　　）・無	
	その他の関連情報： 　間食はめったにしないが、家にいるときはピーナッツやサラミ、チーズなどをつまむことあり。わかってはいるが、指導されたような食事にはなっていない。 　BS 200～250 mg/dL　TP 8.0　ALB 4.1	
排泄	排尿回数：　5～6回/日　　　夜間1回 尿意：　有・無（　　　　　　　　　　　　　　　　） 排尿に関する問題：　有（　　　　　　　　　）・無 排便回数：　1回/1日 最終排便日：　　　　月　　　日	排尿・排便に関しては、尿意・便意があり、排尿回数・排便回数に問題はなく、腹部症状もないため問題はない。

看護診断プロセス＜事例1-2＞(つづき)

パターン	データ	アセスメント
排泄	便通のために使用するもの： 有（　　　　　　）・⦿無⦾ 便意： ⦿有⦾・無（　　　　　　　　　　　　） 排便に関する問題： 有（　　　　　　）・⦿無⦾ 腹部症状： 有（　　　　　　　　　）・⦿無⦾ その他の関連情報：	
活動-運動	ADLの状態/援助状態： 　0：完全に自立 　1：器具や装具を使用すれば自立 　2：一部、他者の援助が必要 　3：全面的な援助が必要 　　　　　入院前　現在　　　　　　援助状態 食事　　（ 0 ）（ 0 ）： 排泄　　（ 0 ）（ 0 ）： 清潔　　（ 0 ）（ 0 ）： 更衣　　（ 0 ）（ 0 ）： 歩行　　（ 0 ）（ 0 ）： 移動動作（ 0 ）（ 0 ）： 運動障害： 有（　　　　　　　　　）・⦿無⦾ 活動に伴う循環・呼吸反応の異常： 有（　　　）・⦿無⦾ 血圧： 132/76 脈拍： 72回/分 呼吸： 24回/分 その他の関連情報：	ADLは自立しており、ADLに伴う身体反応はないため問題はない。
睡眠-休息	睡眠時間：就寝23～24時　～　起床6～7時 熟睡感： ⦿有⦾・無（　　　　　　　　　　　　　） 不眠時の工夫： 有（　　　　　　　）・⦿無⦾ 昼寝の習慣： 有（　　時　～　　時）・⦿無⦾ 睡眠に関する問題： 有（　　　　　　）・⦿無⦾ その他の関連情報：	睡眠時間は十分であり、熟睡感があるため睡眠に問題はない。
認知-知覚	意識レベル：JCS（　　清明　　　　　　） 見当識障害： 有（　　　　　　　　　）・⦿無⦾ 認知障害： 有（　　　　　　　　　　）・⦿無⦾ 理解力障害： 有（　　　　　　　　　）・⦿無⦾ 知覚障害： ⦿有⦾（ 数カ月前より右足の足背に軽度の ）・無 　　　　　　しびれあり。触ると左より感覚が鈍い 視覚障害： ⦿有⦾（ 近眼　眼鏡使用により問題はない ）・無 聴覚障害： 有（　　　　　　　　　　）・⦿無⦾ 疼痛： 有（　　　　　　　　　　　　）・⦿無⦾ その他の障害： 有（　　　　　　　　　）・⦿無⦾	意識レベルに問題はなく、認知、視覚・聴覚に問題はない。また、疼痛に関する問題もない。しかし、右足に軽度のしびれがあるためしびれの程度を観察していく必要がある。

つづく

看護診断プロセス＜事例 1-2＞(つづき)

パターン	データ	アセスメント
認知-知覚	その他の関連情報：	
自己知覚-自己概念	性格： 物事にあまりこだわらない。 　　　　なるようにしかならないと思うタイプ。 入院にあたっての悩みや不安： 　　㊲（足のしびれは糖尿病の合併症なのではないか）・無	足のしびれがあることから糖尿病の合併症に対する不安があると考えられるため、適時、不安の軽減を図っていく必要がある。
	その他の関連情報： 　糖尿病の合併症は怖いときいているので、いよいよでてきたのではないかと思い気になっている。	
役割-関係	家族構成： 妻、息子 2 人（2 人とも社会人） キーパーソン：妻 主な介護者： 妻 職業： 会社員(営業部長) コミュニケーション障害： 有（　　　　　　）・㊲	キーパーソンは妻であり、入院においては妻のサポートがあるため、家族関係に問題はない。また、コミュニケーションに関しても問題はない。
	その他の関連情報： 　仕事のことが気になるが仕方がない。	
セクシュアリティ-生殖	女性　月経： 有（ 順・不順 ）・ 無 　　　　　　　最終月経　　　月　　日より　　　日間 　　　　　　　閉経　　　歳 　　　　　　　月経に関する問題： 有（　　　）・無 男性　泌尿器系疾患： 有（　　　　　　）・㊲	セクシュアリティに関して問題はない。
	その他の関連情報：	
コーピング-ストレス耐性	通常のストレスへの対処法： 　日ごろストレスはたくさんあるが、仕方がないと思っている。 　生きていればストレスはあるのが当たり前だと思っている。 　対処法は特にない。 現在のストレス：　㊲（ないといったら嘘になる）・無	ストレスはたくさんあるといっているが、現在の生活に支障を及ぼす状況ではないため、問題はない。
	その他の関連情報： 　どうこうすれば解決するものでもない。 　ストレスによる日常生活への影響はない。	
価値-信念	生きていくうえでの支え： 仕事 信仰宗教： 有（　　　　　　　　　　）・㊲	問題はない。
	その他の関連情報：	

看護診断プロセス＜事例 1-2＞(つづき)

統合アセスメント：
61歳男性　糖尿病にて血糖コントロールと検査目的で入院。 　現在、高血糖状態であり、血糖コントロールができていない状態である。その理由としては、血糖をコントロールしようという思いはあるが、仕事の多忙により定期的に受診ができていないこと、仕事上の接待が多く食事指導を受けての食事摂取ができていないこと、外食のカロリーがよくわからないことがあげられる。したがって、血糖コントロールができるように援助していく必要がある。 　また、右足背に軽度のしびれがあり、たまに階段でつまずくことがあるとのことから、しびれの程度と歩行状態の観察が必要である。 　また、糖尿病の合併症の出現に対する不安があるため、不安の程度を観察していくとともに適時、不安の軽減を図っていく必要がある。

↓

診断仮説：　＃1　非効果的健康管理

◆　看護診断「＃1　非効果的健康管理」の決定プロセス

〈対象の状態・状況〉 　血糖をコントロールしようという思いはあるが、仕事の多忙により定期的に受診ができていないこと、仕事上の接待が多く食事指導を受けての食事摂取ができていないこと、外食のカロリーがよくわからないことによって血糖コントロールができていない。	◀看護診断が導き出された統合アセスメント内容

↓

ここで明らかになった対象の状態・状況と同じような状態・状況を指し示す定義になっている看護診断名は何か、もしくは、ここで明らかになった対象の状態・状況と同じような状態・状況を指し示す看護診断名の定義はどれか、という観点で「看護診断」候補を選択する。 「看護診断」候補は「非効果的健康管理」 定義[†]：病気やその後遺症の治療計画を調整して日々の生活に取り入れるパターンが、特定の健康関連目標を達成するには不十分な状態	◀診断仮説の設定

↓

つづく

▼診断仮説の検討

〈対象の状態・状況〉と看護診断「非効果的健康管理」の「定義」の一致を確認する。

〈対象の状態・状況〉
・血糖をコントロールしようという思いはあるが、指導されたことを毎日の生活のなかで実践できないという状況

看護診断「非効果的健康管理」の「定義」
・上記参照

↓

〈対象の状態・状況〉と看護診断「非効果的健康管理」の「診断指標」の一致を確認する。

〈対象の状態・状況〉
・食事指導を受けての食事摂取ができていない
・仕事上の接待が多く、食事指導どおりにはいかない
・仕事の多忙により定期的に受診することができない

看護診断「非効果的健康管理」の「診断指標」[†]
・危険因子を減らす行動がとれない
・指示された治療計画への困難感

↓

〈対象の状態・状況に影響を及ぼしていると考えられる因子〉と看護診断「非効果的健康管理」の「関連因子」の一致を確認する。

〈対象の状態・状況に影響を及ぼしていると考えられる因子〉
・仕事の関係で定期的な受診ができない
・仕事上の接待が多く、食事指導内容を受けた食事ができない
・外食のカロリーがわからない

看護診断「非効果的健康管理」の「関連因子」[†]
・自覚している障壁
・治療計画についての知識不足

↓

◀看護診断の決定

〈対象の状態・状況〉と「定義」との一致、「診断指標」との一致、「関連因子」との一致が確認されたため「非効果的健康管理」と決定する。

[†] 出典：T. ヘザー・ハードマン、上鶴重美 編、"NANDA-I 看護診断—定義と分類 2018-2020"、医学書院(2018)、p.173.

3 事例1-3

a. 概　要

対　象：Cさん　84歳男性
疾患名：胃がん（末期）
入院までの経過：

　　　半年前に全身倦怠感と食欲不振、体重減少により受診したところ、胃がんと診断された。検査の結果、肺転移、肝転移、軽度の腹水貯留が認められたため、積極的な治療は行わず、対症療法を行っていくことになった。ここ数カ月は自宅で過ごしていたが、強度の倦怠感と倦怠感による不眠が続いたため受診したところ、症状緩和目的で入院となった。

既往歴：60歳〜　肺気腫（半年前までは定期的に受診していた）
家族構成：妻（80歳）、長男（会社員）、長女（主婦）、次女（会社員）
入院時の一般状態：

　　　BP 128/62 mmHg　P 76回/分　R 20回/分　T 35.9℃
　　　身長162 cm　体重47 kg　強度の倦怠感あり

入院前の生活：

- **食　事**　ここ1週間はほんの少し食べるだけ
　　　　　まったく食欲はない
- **排　泄**　トイレに行ってもなかなかでない（でても少し）
- **睡　眠**　倦怠感があり、あまり眠れない。
- **清　潔**　2週間前までは毎日、ここ2週間は2〜3日おきに妻の助けを借りてなんとか入浴していた。
　　　　　風呂が大好き（妻より）
- **運　動**　特にここ1カ月は、ベッド上の生活をしていたため、ほとんど動いていない。
　　　　　支えがないと立つことや歩くことができない。
- **嗜　好**　アルコール：めったに飲まない。
　　　　　タバコ：肺気腫を診断される（60歳ぐらい）まで、1日2箱ぐらい吸っていた。
- **性　格**　がんばりや、律儀、意志が強い（妻より）

入院に対する本人の受け止め：楽にしてほしい。
入院に対する家族の受け止め：家では、「だるい」と言いながらもがんばっていたのでだるさをとってほしい。

b. 看護診断プロセス

データベースの各アセスメントの枠組みにおけるアセスメント：
　Cさん　84歳男性
　疾患名：胃がん末期　（入院時にアセスメントを行った）

▼ アセスメントの枠組み　　　　▼ データ収集　　　　▼ データ分析

パターン	データ	アセスメント
健康知覚－健康管理	主訴：　だるい（体のおきどころがない）	自宅療養中の強度の倦怠感と倦怠感による不眠により自分から受診しているため、健康知覚について問題はない。 　また、妻の協力もあり、きちんと内服していたため健康管理においても、問題はない。 　しかし、本人の希望により排泄はポータブルであるが、強度の倦怠感や長期の臥床による下肢の筋力低下により、1人では立つことも歩くこともできないため、ポータブル移動時は、転倒しないようにしていく必要がある。
	入院目的：　症状緩和目的	
	入院までの経過： 　半年前に全身倦怠感と食欲不振、体重減少で受診したところ胃がんと診断された。検査の結果、肺転移、肝転移、軽度の腹水貯留が認められたため、積極的な治療は行わず、対症療法となった。 　その後、たまに受診しながら、自宅で過ごしていたが、倦怠感の増強と倦怠感によって眠れない日が続いたため受診したところ、症状緩和目的で入院となった。	
	医師からの説明内容：　だるさをとりましょう	
	本人の受け止め：　楽にしてほしい	
	家族の受け止め：　家では「だるい」と言いながらもがんばっていたので、だるさをとってほしい	
	既往歴：　60歳ぐらい〜　　肺気腫 現在治療している疾患：㊒（　胃がん　　　　　　　）・無 使用中の薬剤：㊒（　胃の内服薬　　　　　　　）・無 治療管理の方法：　毎日きちんと飲んでいた 管理している人：　自分（妻も気遣ってくれる） 　　　　　　　　　だんだん自分ではできなくなってきている	
	嗜好品：　有（　　　　　　　　　　　　　　　）・㊫ 　アルコール：　　　　　杯/日　　　　回/週 　喫煙：　　　　　　　　本/日 　その他：　肺気腫と診断されるまでは、1日2箱ぐらい吸っていた	
	アレルギー：　有　・　㊫ 　有の場合　薬物（　　　　　　　　　　　　　　） 　　　　　　食物（　　　　　　　　　　　　　　） 　　　　　　その他（　　　　　　　　　　　　　）	
	健康管理の方法： 　㊒（　夜になると散歩をしていた　　　　　）・無 　　　　歩くことは健康にいいと思って 健康管理に対する家族の協力： 　　㊶（　今は妻の協力が必要　　　　　　　　）・否 転倒のリスク：　㊒（　支えがないと立つことや　）・無 　　　　　　　　　歩くことができない	

看護診断プロセス＜事例 1-3＞(つづき)

パターン	データ	アセスメント
健康知覚−健康管理	その他の関連情報： 倦怠感が強いため、床上安静となる （本人の希望により、排泄はポータブルまたは尿器） がんの末期であることを本人もわかっている（妻より） 自宅ではベッドでの生活であったため、かなり足の筋力がおちている。1人で立つこと・歩くことはできない（妻より）	
栄養−代謝	日常の食事形態：　主食（　おかゆ　　　　　　　　　　　　　） 　　　　　　　　　副食（　やわらかいもの　　　　　　　　） 治療食（制限食）：　有（　　　　　　　　　　　　　）・⦅無⦆ 食習慣：　2〜3 食/日 食欲：　有・⦅無⦆（　胃部不快感、倦怠感があり、食欲がない　） 　　　　　　半年前から食欲はない 　　　　　　ここ1週間はほんの少し食べるだけ 偏食：　有（　　　　　　　　　　　　　　　　　）・⦅無⦆ 水分摂取量：　300 mL/日　？ 　　　　　　　水分もあまりほしいとは思わない 　　　　　　　妻から促されて飲む程度 皮膚の乾燥：　有（　　　　　　　　　　　　　　　）・⦅無⦆ 浮腫：　有（　　　　　　　　　　　　　　　　　　）・⦅無⦆ 口渇：　有（　　　　　　　　　　　　　　　　　　）・⦅無⦆ 嚥下障害：　有（　　　　　　　　　　　　　　　　）・⦅無⦆	胃部不快感と倦怠感のため、現在、ほとんど食事を摂取していないが、この症状は胃がんによるものであるため、無理に食事を進めることなく、食事の摂取状況みていく。 また、飲水に関しても、無理に勧めることなく、飲水状況をみていく。 また、るいそう著明、強度の倦怠感により自力体動困難なことから褥瘡の可能性がある。
	身長：　162 cm　　　　体重：　47 kg　ぐらい 短期間での体重の変化： 　　⦅有⦆（　半年前からすると20 kg以上は減っている　）・無 　　　　　ここ数週間でもかなり減った 通常の体温：　36.1℃　　　　入院時の体温：　35.9℃ 褥瘡のリスク：　⦅有⦆（　るいそう著明、自力体動困難　　）・無 　　　　　　　仙骨部の骨が突出している	
	その他の関連情報： 　倦怠感が強く自力での体動は困難である	
排泄	排尿回数：　3〜4回/日　　　　　　夜間1〜2回 尿意：　⦅有⦆・無（　　　　　　　　　　　　　　　　　） 排尿に関する問題： 　　⦅有⦆（　尿意があってトイレに行くがなかなかでない　）・無	排尿・排便については尿意・便意はあるが、でにくい状態である。これは、疾患に伴う身体機能の低下が影響していると思われるため、排尿状態・排便状態の観察を行っていく必要がある。
	排便回数：0〜1回/日 最終排便日：　　　　　月　　　　日 便通のために使用するもの： 　　　有（　　　　　　　　　　　　　　　　　　　　）・⦅無⦆ 便意：　⦅有⦆・無（　　　　　　　　　　　　　　　　　） 排便に関する問題： 　　⦅有⦆（　便意があってトイレに行くがなかなかでない　）・無 腹部症状：　⦅有⦆（　すっきりしない　　　　　　　　　）・無	

つづく

看護診断プロセス＜事例1-3＞(つづき)

パターン	データ	アセスメント
排泄	その他の関連情報： 　尿も便も少ししかでない	
活動-運動	ADLの状態/援助状態： 　　0：完全に自立 　　1：器具や装具を使用すれば自立 　　2：一部、他者の援助が必要 　　3：全面的な援助が必要 　　　　　入院前　現在　　援助状態 　食事　　（ 2 ）（ 2 ）：　セッティング 　排泄　　（ 3 ）（ 3 ）： 　清潔　　（ 3 ）（ 3 ）： 　更衣　　（ 3 ）（ 3 ）： 　歩行　　（ 3 ）（ 3 ）： 　移動動作（ 3 ）（ 3 ）： 運動障害：　有（　　　　　　　　　）・㊇ 活動に伴う循環・呼吸反応の異常： 　　㊅（　体動時の呼吸困難　　）・無 血圧：　128/62 脈拍：　76回/分 呼吸：　20回/分 その他の関連情報： 　ポータブルトイレ、もしくは尿器使用 　強度の倦怠感により自力での体動は困難 　動いた後は、しばらく休んでいると呼吸は楽になる	強度の倦怠感により、自力体動が困難な状態になっており、ADLは全体的に低下している。そのため、適宜、生活行動の援助が必要である。 　また、食事の時に坐位になったり、歯磨き時に坐位になったり、排泄時にポータブルトイレへ移動するさいには呼吸困難が出現するため、呼吸困難が増強しないように配慮していく必要がある。
睡眠-休息	睡眠時間：　　　時　～　　　時 熟睡感：　有・㊇（ここしばらくはない。だるくて眠れない） 不眠時の工夫：　有（　　　　　　　　　）・㊇ 昼寝の習慣：　有（　　時　～　　時　）・無 睡眠に関する問題：　㊅（　眠れない　　　）・無 その他の関連情報： 　家にいるときもずっとベッドだったため、睡眠時間は決まっていない。昼寝の習慣はないが、寝たきりになってからは、日中うとうとしていた。	ここしばらくは、倦怠感のために十分な睡眠がとれていない。少しでも休息がとれるようにしていく必要がある。
認知-知覚	意識レベル：JCS（　　　清明　　　　） 見当識障害：有（　　　　　　　　　）・㊇ 認知障害：　有（　　　　　　　　　）・㊇ 理解力障害：有（　　　　　　　　　）・㊇ 知覚障害：　有（　　　　　　　　　）・㊇ 視覚障害：　有（　　　　　　　　　）・㊇ 聴覚障害：　有（　　　　　　　　　）・㊇ 疼痛：　　　有（　　　　　　　　　）・㊇ その他の障害：　有（　　　　　　　）・㊇	意識レベルに問題はなく、感覚器系にも問題はなく、疼痛にも問題はないため認知-知覚に問題はない。

看護診断プロセス＜事例 1-3＞（つづき）

パターン	データ	アセスメント
認知-知覚	その他の関連情報：	
自己知覚-自己概念	性格： がんばりや、律儀、意志が強い（妻より） 入院にあたっての悩みや不安： 有（　　　　）・㊇	悩みや不安はないといっているが、死ぬ覚悟ができたようだとのことから死に関しての不安はあると思われるため、適時、不安を軽減していく必要がある。
	その他の関連情報： 　寝込んでからはあまり話さなくなった。 　いろいろ考えるところはあったようですが、死ぬ覚悟ができたようです。「言い残したことはない」「思い残すことはない」といっています（妻より）	
役割-関係	家族構成：　妻（80歳）の2人暮らし 　　　　　娘2人、息子1人いるが離れて生活している。 キーパーソン：　妻、子どもたち 主な介護者：　妻、子どもたち 職業：　なし（以前は会社員） コミュニケーション障害：　有（　　　　）・㊇	キーパーソンは妻であり、妻のサポート、子どもたちのサポートがあることから問題はない。 コミュニケーションについても問題はない。
	その他の関連情報： 　自宅療養中は、子どもたちや孫たちがよく来てくれた（妻より）	
セクシュアリティ-生殖	女性　月経：　有（順 ・ 不順） ・ 無 　　　　　最終月経　　月　　　日より　　　　日間 　　　　　閉経　　　歳 　　　　　月経に関する問題：　有（　　　　）・無 男性　泌尿器系疾患：　有（　　　　　　　　　）・㊇	問題はない。
	その他の関連情報：	
コーピング-ストレス耐性	通常のストレスへの対処法：　前向きに解決していく（妻より） 現在のストレス：　有（　　　　　　　　　）・㊇	ストレスはないとのことで現在は問題がないが、精神状態の観察は行っていく必要がある。
	その他の関連情報： 　ストレスはあるのでしょうが、自分で解決したようです（妻より）	
価値-信念	生きていくうえでの支え： 　仕事と家族だと言っていました（妻より） 信仰宗教：　有（　　　　　　　　　　　　　）・㊇	問題はない。
	その他の関連情報：	

つづく

看護診断プロセス＜事例 1-3＞(つづき)

統合アセスメント：
84歳男性　胃がん末期にて症状緩和目的で入院となる。 　現在、疾患に伴う強度の倦怠感により、自力体動が困難な状態になっており、睡眠、食事摂取、ADLに支障をきたしている状態である。少しでも倦怠感の軽減が図れるようにしていく必要がある。 　また、体動時は、呼吸困難が増強するため、援助時は苦痛が増強しないように配慮していく必要がある。 　予防的な援助としては、るいそうが著しいことと強度の倦怠感により自力体動が困難なことから褥瘡の可能性があるため、褥瘡が生じないようにしていく必要がある。排泄時のポータブルへの移動においては強度の倦怠感や長期の臥床による下肢の筋力の低下があり、自力での起居動作は困難であるため、転倒しないようにしていく必要がある。 　また、身体機能の低下があるため、呼吸・排泄・睡眠などの身体状態や認知状態、精神状態の全体的な観察を行っていく必要がある。 　妻の話によると、「死に対しての覚悟できているようだ」とのことであるが、死に関しての不安を適時、軽減していく必要がある。

⬇

診断仮説：　＃1　倦怠感 　　　　　　＃2　褥瘡リスク状態 　　　　　　＃3　転倒転落リスク状態

1 入院時の看護診断プロセス

◆ 看護診断「#1 倦怠感」の決定プロセス

〈対象の状態・状況〉
疾患に伴う強度の倦怠感により、自力体動が困難な状態になっており、睡眠、食事摂取、ADLに支障をきたしている状態である。

◀看護診断が導き出された統合アセスメント内容

↓

ここで明らかになった対象の状態・状況と同じような状態・状況を指し示す定義になっている看護診断名は何か、もしくは、ここで明らかになった対象の状態・状況と同じような状態・状況を指し示す看護診断名の定義はどれか、という観点で「看護診断」候補を選択する。

「看護診断」候補は「倦怠感」
定義[†]：どうしようもない持続的な脱力感、および通常の身体的作業や精神的作業をこなす能力が低下した状態

◀診断仮説の設定

↓

〈対象の状態・状況〉と看護診断「倦怠感」の「定義」の一致を確認する。

〈対象の状態・状況〉	看護診断「倦怠感」の「定義」
・強度の倦怠感によって、今まで行ってきたことができないという状況	・上記参照

▼診断仮説の検討

↓

〈対象の状態・状況〉と看護診断「倦怠感」の「診断指標」の一致を確認する。

〈対象の状態・状況〉	看護診断「倦怠感」の「診断指標」[†]
・強度の倦怠感	・疲れ
・自力体動困難	・エネルギー不足
・睡眠、食事摂取、ADLに支障をきたしている	・通常の身体活動を維持できない
	・普段の生活を継続できない

↓

〈対象の状態・状況に影響を及ぼしていると考えられる因子〉と看護診断「倦怠感」の「関連因子」の一致を確認する。

〈対象の状態・状況に影響を及ぼしていると考えられる因子〉	看護診断「倦怠感」の「関連因子」[†]
・胃がんの末期	・栄養失調
・るいそう著明	・睡眠剥奪
・強度の倦怠感により眠れない	・不安
・死ぬ覚悟はできたようだ(妻より)	・抑うつ
・寝込んでからあまり話さなくなった	「関連する状態」
	・病気

↓

〈対象の状態・状況〉と看護診断「倦怠感」の「定義」との一致、「診断指標」との一致、「関連因子」の一致が確認されたため「倦怠感」と決定する。

◀看護診断の決定

[†] 出典：T. ヘザー・ハードマン、上鶴重美 編、"NANDA-I 看護診断—定義と分類 2018-2020"、医学書院(2018)、p.275、276.

◆ 看護診断「＃2 褥瘡リスク状態」の決定プロセス

〈対象の状態・状況〉
るいそうが著しいこと、強度の倦怠感により自力体動が困難なことから、褥瘡発生の可能性がある。

◀看護診断が導き出された統合アセスメント内容

↓

ここで明らかになった対象の状態・状況と同じような状態・状況を指し示す定義になっている看護診断名は何か、もしくは、ここで明らかになった対象の状態・状況と同じような状態・状況を指し示す看護診断名の定義はどれか、という観点で「看護診断」候補を選択する。

「看護診断」候補は「褥瘡リスク状態」
定義[†]：圧迫または圧力とずれ力(剪断力)が相まった結果、骨突出部上の皮膚や下層組織に限局性の損傷が起きやすく、健康を損なうおそれのある状態

◀診断仮説の設定

↓

〈対象の状態・状況〉と看護診断「褥瘡リスク状態」の「定義」の一致を確認する。

〈対象の状態・状況〉	看護診断「褥瘡リスク状態」の「定義」
・褥瘡を起こしやすい状態	・上記参照

▼診断仮説の検討

↓

〈対象の状態・状況を引き起こすと考えられる因子〉と看護診断「褥瘡リスク状態」の「危険因子」の一致を確認する。

〈対象の状態・状況を引き起こすと考えられる因子〉	看護診断「褥瘡リスク状態」の「危険因子」[†]
・ベッド上でほとんど自力体動が困難	・可動性の低下
・るいそう著明	・栄養不良
・仙骨部の骨の突出	・骨突出部上の圧迫

↓

〈対象の状態・状況〉と看護診断「褥瘡リスク状態」の「定義」との一致、「危険因子」との一致が確認されたため「**褥瘡リスク状態**」と決定する。

◀看護診断の決定

[†] 出典：T. ヘザー・ハードマン、上鶴重美 編、"NANDA-I 看護診断―定義と分類 2018-2020"、医学書院(2018)、p.512、513.

1 入院時の看護診断プロセス　153

◆　看護診断「♯3　転倒転落リスク状態」の決定プロセス

〈対象の状態・状況〉
　本人の希望により排泄はポータブルで行うが、強度の倦怠感があり、下肢の筋力が低下しているため転倒しやすい状況にある。

◀看護診断が導き出された統合アセスメント内容

↓

ここで明らかになった対象の状態・状況と同じような状態・状況を指し示す定義になっている看護診断名は何か、もしくは、ここで明らかになった対象の状態・状況と同じような状態・状況を指し示す看護診断名の定義はどれか、という観点で「看護診断」候補を選択する。

「看護診断」候補は「転倒転落リスク状態」
定義[†]：転倒や転落が発生しやすく、身体的危害を引き起こし、健康を損なうおそれのある状態

◀診断仮説の設定

↓

〈対象の状態・状況〉と看護診断「転倒転落リスク状態」の「定義」の状態の一致を確認する。

〈対象の状態・状況〉
・転倒を起こしやすい状態・状況

看護診断「転倒転落リスク状態」の「定義」
・上記参照

▼診断仮説の検討

↓

〈対象の状態・状況を引き起こすと考えられる因子〉と看護診断「転倒転落リスク状態」の「危険因子」の一致を確認する。

〈対象の状態・状況を引き起こすと考えられる因子〉
・強度の倦怠感
・下肢の筋力が低下している
・高齢（84歳）

看護診断「転倒転落リスク状態」の「危険因子」[†]
・下肢筋力の低下
「ハイリスク群」
・年齢65歳以上
「関連する状態」
・新生物

↓

〈対象の状態・状況〉と看護診断「転倒転落リスク状態」の「定義」との一致、「危険因子」との一致が確認されたため**「転倒転落リスク状態」**と決定する。

◀看護診断の決定

[†]出典：T. ヘザー・ハードマン、上鶴重美 編、"NANDA-I 看護診断—定義と分類 2018-2020"、医学書院（2018）、p.496、497.

2 入院中に生じた援助が必要と思われる対象の状態・状況に対する看護診断プロセス

1 事例2-1

a. 概　要
対　象：　Dさん　55歳男性　会社員
疾患名：脳梗塞

　脳梗塞により右上下肢に不全麻痺があり、現在、リハビリテーションを行っている。現在、リハビリテーションでは、平行棒を使って"バランスをとって立つ"という立位訓練をしているが、なかなか立位バランスをとることができず、一生懸命にリハビリテーションに取り組んでいるようである。リハビリテーションを始めたばかりの頃は、看護師に「リハビリもなかなか大変だよ。すぐにはよくならないんだね。でも、がんばらないとね」といって、麻痺を改善しようとはりきっていたが、最近は、「リハビリをしてもなかなかよくならない」「リハビリをしても意味がない」「もうだめだ。でも、こんな状態で家に帰っても皆に迷惑をかけるだけだし……」といい、リハビリテーションの時間であることを知らせにいくと、「今日は、リハビリは休む」「リハビリはもういいよ」というようになってきた。以前と比べ、同室者との会話が少なくなり、ベッド周囲のカーテンを頭側から腹部まで半分引いて、考えごとをしているような感じのすることが多くなった。

2　入院中に生じた援助が必要と思われる対象の状態・状況に対する看護診断プロセス　　155

b．看護診断プロセス

〈データ〉
- 脳梗塞により、右上下肢に不全麻痺が生じ、現在、麻痺の改善目的で、リハビリテーションを行っている
- リハビリテーション開始直後は、「すぐにはよくならなくても、がんばらないとね」といっていた
- 最近は、「リハビリをしてもなかなかよくならない」「リハビリをしても意味がない」「もうだめだ」といっている
- 「もうだめだ。でも、こんな状態で家に帰っても家族に迷惑をかけるだけだし」といっている
- リハビリに対しては、「今日は、リハビリを休む」「リハビリはもういいよ」というようになってきた
- 同室者との会話が少なくなり、ベッド周囲のカーテンを引いて、考えごとをしているような感じのすることが多くなった

アセスメント
◀ データ収集

↓

〈対象の状態・状況〉
脳梗塞により、右上下肢に不全麻痺が生じたため、麻痺の改善を目的にリハビリテーションを行っている。リハビリテーション開始直後は、麻痺を改善しようとがんばっていたが、リハビリテーションをがんばってもなかなか麻痺が改善されないため、「がんばってもだめだ」という思いから、リハビリテーションを行わなくなった状況である。

◀ データ分析

↓

ここで明らかになった対象の状態・状況と同じような状態・状況を指し示す定義になっている看護診断名は何か、もしくは、ここで明らかになった対象の状態・状況と同じような状態・状況を指し示す看護診断名の定義はどれか、という観点で「看護診断」候補を選択する。

「看護診断」候補は「無力感」
定義[†]：自分の行動が結果を大きく左右することはないなどの考え方を含め、状況に対するコントロールの欠如を直接的に経験している状態

看護診断
◀ 診断仮説の設定

↓

〈対象の状態・状況〉と看護診断「無力感」の「定義」の一致を確認する。

▼ 診断仮説の検討

〈対象の状態・状況〉	看護診断「無力感」の「定義」
・麻痺を改善するためにリハビリテーションをがんばって行っているが、いくらがんばっても麻痺が改善されないため、いくらがんばっても麻痺の改善効果はないと思い、リハビリテーションをしなくなった状況	・上記参照

↓

つづく

第4章　看護診断の実際

〈対象の状態・状況〉と看護診断「無力感」の「診断指標」の一致を確認する。

〈対象の状態・状況〉
- リハビリをしてもなかなかよくならない、リハビリをしても意味がない、もうだめだ
- リハビリはもういいよ、リハビリは休む
- こんな状態で家に帰っても皆に迷惑をかけるだけ

看護診断「無力感」の「診断指標」[†]
- コントロール感の不足
- ケアへの参加が不十分
- 従来の活動ができないことに対する不満

↓

〈対象の状態・状況に影響を及ぼしていると考えられる因子〉と看護診断「無力感」の「関連因子」の一致を確認する。

〈対象の状態・状況に影響を及ぼしていると考えられる因子〉
- リハビリ効果が表れない

看護診断「無力感」の「関連因子」[†]
- 不安

「関連する状態」
- 予測できない病気の経過

↓

〈対象の状態・状況〉と看護診断「無力感」の「定義」との一致、「診断指標」との一致、「関連因子」との一致が確認されたため**「無力感」**と決定する。　◀看護診断の決定

[†] 出典：T. ヘザー・ハードマン、上鶴重美 編、"NANDA-I 看護診断—定義と分類 2018-2020"、医学書院(2018)、p.430.

2 事例2-2

a. 概　要

対　象：Eさん　49歳女性　会社員
疾患名：大腸がん

　　大腸がんにて腹会陰式直腸切断術により人工肛門が造設された。手術前に医師より「もしかしたら人工肛門になるかもしれない」という話があり、Eさんは「もし、人工肛門になったらなったで仕方がない……」といっていたため、Eさんは人工肛門のことを承知していると思っていたが、術後、人工肛門が造設されたことを知ると、「やっぱり……こんなことになっちゃって」といい、精神的な落ち込みが目立つようになった。人工肛門の処置の仕方を説明しようとしても「いいです。とてもみられる状態ではないので……」といい、相変わらず精神的な落ち込みが続いている。

b. 看護診断プロセス

〈データ〉
・大腸がんにて人工肛門が造設された
・医師から、事前に人工肛門になるかもしれないという話はあった
・術前は「人工肛門になったらなったで仕方がない」といっていた
・術後、人工肛門が造設されたことを知ると、「やっぱり……こんなことになっちゃって」といい、精神的に落ち込んでいる
・人工肛門の処置の説明に対して「とてもみられる状態ではないので」といい、処置の説明を聞こうとしない

◀データ収集　アセスメント

↓

〈対象の状態・状況〉
　大腸がん術後の人工肛門を受け入れられずにいる状況である。

◀データ分析

↓

つづく

第4章　看護診断の実際

ここで明らかになった対象の状態・状況と同じような状態・状況を指し示す定義になっている看護診断名は何か、もしくは、ここで明らかになった対象の状態・状況と同じような状態・状況を指し示す看護診断名の定義はどれか、という観点で「看護診断」候補を選択する。

「看護診断」候補は「ボディイメージ混乱」
定義[†]：心の中に描き出される自分の姿・形が混乱している状態

◀ 診断仮説の設定（看護診断）

↓

〈対象の状態・状況〉と看護診断「ボディイメージ混乱」の「定義」の一致を確認する。

〈対象の状態・状況〉
・人工肛門を造設した自分の身体を受け入れられずにいる状況

看護診断「ボディイメージ混乱」の「定義」
・上記参照

▼ 診断仮説の検討

↓

〈対象の状態・状況〉と看護診断「ボディイメージ混乱」の「診断指標」の一致を確認する。

〈対象の状態・状況〉
・「とてもみられる状態ではないので」
・「こんなことになっちゃって」
・人工肛門の処置の説明を受けようとしない
・落ち込んでいる

看護診断「ボディイメージ混乱」の「診断指標」[†]
・身体をみない
・自分の身体の見方の変化
・身体についての否定的な感情
・変化の受け入れを拒否

↓

〈対象の状態・状況に影響を及ぼしていると考えられる因子〉と看護診断「ボディイメージ混乱」の「関連因子」の一致を確認する。

〈対象の状態・状況に影響を及ぼしていると考えられる因子〉
・人工肛門の造設

看護診断「ボディイメージ混乱」の「関連因子」[†]
・自己知覚の変化
「関連する状態」
・身体機能の低下
・病気

↓

〈対象の状態・状況〉と看護診断「ボディイメージ混乱」の「定義」との一致、「診断指標」との一致、「関連因子」との一致が確認されたため「ボディイメージ混乱」と決定する。

◀ 看護診断の決定

[†] 出典：T. ヘザー・ハードマン、上鶴重美 編、"NANDA-I看護診断―定義と分類 2018-2020"、医学書院(2018)、p.342、343.

3 事例2-3

a. 概　要

対　象：Fさん　58歳男性　会社員
疾患名：肺がん

　　肺がんの術後で、現在、抗がん剤治療を行っている。抗がん剤の治療が始まると「だるい、だるい」「からだの置き所がない」といっている。家族には「目を開けているのも大変なくらいだるい。1人でじっとしていたいから、そんなに（面会に）こなくていい」といっているとのことで、いつも目を閉じてじっとしている。食事はほとんど摂取せず、体を拭いたり、着替えたりする援助も「だるい」との理由で断ることが多い状況である。

　　妻は、「本当に抗がん剤って大変なんですね。こんなにぐったりしている夫をみたことはありません」「夫はしんどい、しんどいといっています」といっている。

b. 看護診断プロセス

〈データ〉　　　　　　　　　　　　　　　　　　　　　　　　◀データ収集
・肺がんに対する抗がん剤治療を行っている
・「からだの置き所がない」ほどの倦怠感がある
・ぐったりしている
・だるいために清拭や更衣の援助も「だるい」との理由で断ることが多い
・いつも目を閉じてじっとしている
・「目を開けているのも大変なくらいだるい」
・家族には「面会にこなくてもいい」といっている
・食事はほとんど摂取していない
・1人でじっとしていたい

〈対象の状態・状況〉　　　　　　　　　　　　　　　　　　　◀データ分析
　抗がん剤治療による強度の倦怠感でぐったりしてる状態である。

つづく

ここで明らかになった対象の状態・状況と同じような状態・状況を指し示す定義になっている看護診断名は何か、もしくは、ここで明らかになった対象の状態・状況と同じような状態・状況を指し示す看護診断名の定義はどれか、という観点で「看護診断」候補を選択する。

◀ 診断仮説の設定

「看護診断」候補は「倦怠感」
定義[†]：どうしようもない持続的な脱力感、および通常の身体的作業や精神的作業をこなす能力が低下した状態

↓

〈対象の状態・状況〉と看護診断「倦怠感」の「定義」の状態・状況の一致を確認する。

▼ 診断仮説の検討

〈対象の状態・状況〉
・強度の倦怠感があり、ぐったりしている状況

看護診断「倦怠感」の「定義」
・上記参照

↓

〈対象の状態・状況〉と看護診断「倦怠感」の「診断指標」の一致を確認する。

〈対象の状態・状況〉
・強度の倦怠感
・「面会にこなくていい」といい、いつも目を閉じてじっとしている
・目を開けているのも大変なくらいだるい
・清拭、更衣を断わる
・1人でじっとしていたい

看護診断「倦怠感」の「診断指標」[†]
・疲れ
・休憩の必要性が増す
・エネルギー不足
・通常の身体活動を維持できない
・周囲に関心がない

↓

〈対象の状態・状況に影響を及ぼしていると考えられる因子〉と看護診断「倦怠感」の「関連因子」の一致を確認する。

〈対象の状態・状況に影響を及ぼしていると考えられる因子〉
・抗がん剤治療による強度の倦怠感

看護診断「倦怠感」の「関連因子」[†]
・ストレッサー
「関連する状態」
・病気

↓

〈対象の状態・状況〉と看護診断「倦怠感」の「定義」との一致、「診断指標」との一致、「関連因子」との一致が確認されたため「倦怠感」と決定する。

◀ 看護診断の決定

[†] 出典：T. ヘザー・ハードマン、上鶴重美 編、"NANDA-I 看護診断―定義と分類 2018-2020"、医学書院(2018)、p.275、276.

4　事例 2-4

a.　概　要
対　象：Gさん　94歳男性
疾患名：心不全

　　心不全の増悪により、入院治療を受けていたが、病状がほぼ改善したため、家族には、医師より「近いうちに退院になる」という話があった。家族は、「入院前も自宅でみていたが、入院前のように動けないのに家に連れて帰って大丈夫なのかしら？　また具合が悪くなったりしないのかしら？」「こんな状態で家に連れて帰って今までのように面倒をみられるのかしら？」といっている。

b.　看護診断プロセス

〈データ〉　　　　　　　　　　　　　　　　　　　　　　　　　　　◀データ収集
・心不全にて治療を受けている
・症状の改善により、医師より退院の話があった
・家族は「入院前も自宅でみていたが、入院前のように動けないのに家に連れて帰って大丈夫なのか、また具合が悪くなったりしないのか、家で面倒をみられるのだろうか」といっている

↓

〈対象の状態・状況〉　　　　　　　　　　　　　　　　　　　　　　◀データ分析
　患者の退院を目前にして、家族が今までのように自宅で患者の面倒をみられるのかと不安になっている状態である。

↓

つづく

ここで明らかになった対象の状態・状況と同じような状態・状況を指し示す定義になっている看護診断名は何か、もしくは、ここで明らかになった対象の状態・状況と同じような状態・状況を指し示す看護診断名の定義はどれか、という観点で「看護診断」候補を選択する。

◀ 看護診断
◀ 診断仮説

「看護診断」候補は「介護者役割緊張リスク状態」
定義[†]：家族や重要他者のための、ケアの責任・期待・行動を全うすることが、困難になりやすく、健康を損なうおそれのある状態

▼診断仮説の検討

〈対象の状態・状況〉と看護診断「介護者役割緊張リスク状態」の「定義」の一致を確認する。

〈対象の状態・状況〉
・家族が今までのように自宅で患者の面倒をみられるのかと不安になっている状況

看護診断「介護者役割緊張リスク状態」の「定義」
・上記参照

〈対象の状態・状況を引き起こすと考えられる因子〉と看護診断「介護者役割緊張リスク状態」の「危険因子」の一致を確認する。

〈対象の状態・状況を引き起こすと考えられる因子〉
・面倒をみられるのかしら
・また具合が悪くなったりしないのか

看護診断「介護者役割緊張リスク状態」の「危険因子」[†]
・介護に不慣れ
・予測できないケア状況
「ハイリスク群」
・女性の介護者
「関連する状態」
・慢性疾患

◀ 看護診断の決定

〈対象の状態・状況〉と看護診断「介護者役割緊張リスク状態」の「定義」との一致、「危険因子」との一致が確認されたため**「介護者役割緊張リスク状態」**と決定する。

[†]出典：T. ヘザー・ハードマン、上鶴重美 編、"NANDA-I 看護診断―定義と分類 2018-2020"、医学書院(2018)、pp.351-353.

5 事例2-5

a. 概　要

対　象：H君　5歳男児
疾患名：脳腫瘍

　3日前に脳腫瘍の手術目的で入院した。入院後、いろいろな検査が行われるにつれ、何をするにも「いやだ、いやだ」を連発し、拒否するようになった。母親が面会にくると「ぼくも帰る。怖いよ。怖いよ」といい、母親にくっついて離れない。

b. 看護診断プロセス

〈データ〉　　　　　　　　　　　　　　　　　　　　　　　　　◀ アセスメント
・脳腫瘍の手術目的で入院　　　　　　　　　　　　　　　　　◀ データ収集
・いろいろな検査が行われている
・「いやだ、いやだ」を連発するようになり、拒否するようになった
・母親がくると「ぼくも帰る。怖いよ、怖いよ」といい、母親にくっついて離れない

↓

〈対象の状態・状況〉　　　　　　　　　　　　　　　　　　　　◀ データ分析
　いろいろな検査が行われるにつれ、行われることに対しての怖さを感じ、怯えている状態である。

↓

つづく

164 第4章 看護診断の実際

```
ここで明らかになった対象の状態・状況と同じような状態・状況を指し示す定義になっ
ている看護診断名は何か、もしくは、ここで明らかになった対象の状態・状況と同じよ
うな状態・状況を指し示す看護診断名の定義はどれか、という観点で「看護診断」候補
を選択する。

「看護診断」候補は「恐怖」
定義[†]：自覚している脅威に対する反応で、意識的に危険だと認識している状態
```
◀診断仮説の設定（看護診断）

↓

```
〈対象の状態・状況〉と看護診断「恐怖」の「定義」の一致を確認する。

〈対象の状態・状況〉              看護診断「恐怖」の「定義」
・入院によって行われることに対して恐    ・上記参照
　怖を感じているという状況
```
▼診断仮説の検討

↓

```
〈対象の状態・状況〉と看護診断「恐怖」の「診断指標」の一致を確認する。

〈対象の状態・状況〉              看護診断「恐怖」の「診断指標」[†]
・「ぼくも帰る。怖いよ、怖いよ」       ・非常に強い恐怖感
・「いやだ」を連発し、拒否をする       ・回避行動
・母親にくっついて離れない          ・警戒心の増大
```

↓

```
〈対象の状態・状況に影響を及ぼしていると考えられる因子〉と看護診断「恐怖」の「関
連因子」の一致を確認する。

〈対象の状態・状況に影響を及ぼしてい    看護診断「恐怖」の「関連因子」[†]
ると考えられる因子〉             ・サポート体制からの分離
・入院という状況でいろいろな検査が行
　われている
```

↓

```
〈対象の状態・状況〉と看護診断「恐怖」の「定義」との一致、「診断指標」との一致、「関
連因子」との一致が確認されたため「恐怖」と決定する。
```
◀看護診断の決定

[†]出典：T. ヘザー・ハードマン、上鶴重美 編、"NANDA-I 看護診断―定義と分類 2018-2020"、医学書院(2018)、p.421、422.

6　事例2-6

a. 概　要

対　象：Ｉさん　31歳女性
疾患名：切迫早産の可能性

　血糖コントロールを図りながら妊娠管理を行っているＩさんは、妊娠28週に入ったところで、切迫早産の可能性があるため入院となった。

　現在は血糖コントロールができているが、最近は食欲が旺盛となり、体重がぐっと増えてしまった。医師からは「体重をあまり増やさないように、体重が増えすぎると血糖コントロールが難しくなるから」といわれている。そのため、食べ過ぎてはいけないと思う一方、空腹感があり食欲を抑えられず、いらいらしてしまい、つい食べてしまうという日々が続いている。

b. 看護診断プロセス

〈データ〉
- 血糖コントロールをしながら妊娠管理をしている
- 切迫早産の可能性があるため入院
- 最近は食欲が旺盛となり、体重がぐっと増えた
- 医師からは「血糖コントロールが難しくなるため、体重をあまり増やさないように」といわれている
- 食べすぎてはいけないと思っているが、食欲を抑えられず、いらいらしてしまい、つい食べてしまう日々が続いている

◀データ収集

↓

〈対象の状態・状況〉
　最近の旺盛な食欲と食欲を抑えられないことによる食事摂取量の増加により、血糖コントロールができなくなりそうな状況である。

◀データ分析

↓

つづく

第4章 看護診断の実際

> ここで明らかになった対象の状態・状況と同じような状態・状況を指し示す定義になっている看護診断名は何か、もしくは、ここで明らかになった対象の状態・状況と同じような状態・状況を指し示す看護診断名の定義はどれか、という観点で「看護診断」候補を選択する。
>
> 「看護診断」候補は「**血糖不安定リスク状態**」
> 定義[†]：血糖値が正常範囲から変動しやすく、健康を損なうおそれのある状態

◀ 診断仮説の設定

↓

> 〈対象の状態・状況〉と看護診断「血糖不安定リスク状態」の「定義」の一致を確認する。
>
> 〈対象の状態・状況〉
> ・食事摂取量の増加により、血糖コントロールが難しくなっている状態
>
> 看護診断「血糖不安定リスク状態」の「定義」
> ・上記参照

▼ 診断仮説の検討

↓

> 〈対象の状態・状況を引き起こすと考えられる因子〉と看護診断「血糖不安定リスク状態」の「危険因子」の一致を確認する。
>
> 〈対象の状態・状況を引き起こすと考えられる因子〉
> ・妊娠28週
> ・食欲が旺盛となり、体重がぐっと増えた
> ・いらいらし、つい食べてしまう
>
> 看護診断「血糖不安定リスク状態」の「危険因子」[†]
> ・過度の体重増加
> ・過度のストレス
> **「関連する状態」**
> ・妊娠

↓

> 〈対象の状態・状況〉と看護診断「血糖不安定リスク状態」の「定義」との一致、「危険因子」との一致が確認されたため「**血糖不安定リスク状態**」と決定する。

◀ 看護診断の決定

[†] 出典：T. ヘザー・ハードマン、上鶴重美 編、"NANDA-I 看護診断―定義と分類 2018-2020"、医学書院(2018)、p.207.

付録1　看護診断の自己学習方法

1　「看護診断事例」を活用して行う場合

　看護診断の自己学習方法には、「看護診断」関係の書籍に提示されている「看護診断事例」を活用するという方法があります。この方法で自己学習を行うさいは、次のような方法で行うと学習効果が高まります。

　まず、"事例に対する看護診断を自分で行ってみる"、次に"解説をみて自分の行った看護診断の妥当性を検討してみる"という方法です。

　次では、このような自己学習の方法を具体的に説明していきます。

　事例には対象の状態・状況が提示されていますので、まずは、この事例に対する看護診断を自分で行ってみる、すなわち、事例をよく読み、看護診断プロセスを踏んで、自分で看護診断を行ってみるということをします。方法としては、

① 事例をよく読む。
② 事例の焦点を明らかにする。
③ ②の焦点についてのデータを目的的・系統的に収集する。
④ 収集したデータから対象の状態・状況を明らかにする。
⑤ 明らかにした対象の状態・状況と同じような状態・状況を指し示す定義になっている看護診断名は何か、もしくは、明らかにした対象の状態・状況と同じような状態・状況を指し示す看護診断名の定義はどれかという観点で看護診断名を選択する(診断仮説の設定)。
⑥ 明らかにした対象の状態・状況と診断仮説として選択した看護診断名の定義の一致を確認する(診断仮説の検討：定義)。
⑦ ⑥を受けて、明らかになった看護診断の種類(問題焦点型看護診断、リスク型看護診断、ヘルスプロモーション型看護診断)によって、以下のように検討を進める。

　問題焦点型看護診断の場合：
　　　明らかにした対象の状態・状況と定義の一致を受け

て、診断指標と対象の症状・徴候の複数の一致が確認され、関連因子の一致が確認されたら看護診断の決定。

リスク型看護診断の場合：
　　明らかにした対象の状態・状況と定義の一致を受けて、危険因子と対象の状態・状況における潜在因子の一致が確認されたら看護診断の決定。

ヘルスプロモーション型看護診断の場合：
　　明らかにした対象の状態・状況と定義の一致を受けて、診断指標と対象の症状・徴候の一致が確認されたら看護診断の決定。

　次は、解説をみて自分の行った看護診断の妥当性を検討してみる、すなわち、自分の行った看護診断プロセスと解説の看護診断プロセスをつき合わせて自分の行った看護診断の妥当性を検討してみるということをします。方法としては、

① 自分の行った看護診断プロセスを念頭において、解説の看護診断プロセスを丁寧に読む（解説の看護診断プロセスを把握する）。

② 自分の行った看護診断プロセスと解説の看護診断プロセスをつき合わせて、自分の行った「看護診断」の妥当性の検討を行う（その結果、自分の行った看護診断プロセスと解説の看護診断プロセスに相違があれば、相違が生じたのはなぜなのかを十分に検討する）。

③ 事例の看護診断名を明らかにする（もし、自分の行った看護診断プロセスと解説の看護診断プロセスに相違があり、自分の決定した「看護診断名」と解説の「看護診断名」で妥当性の高いのはどちらなのかがわからないときは、自分の見解を明らかにしたうえで、誰かに訊く）。

　このように「看護診断事例」を活用して自己学習を行うさいの留意点は、事例の解説の看護診断プロセスを鵜呑みにせず、自分の行った看護診断プロセスをベースにして、事例の解説の看護診断プロセスを十分に検討するということです。このような検討を行うことによって妥当性の高い看護診断ができるようになります。

　ただ単に、"このような事例の場合は、このような看護診断名になる"だけで終わってしまう自己学習をいくら積み重ねても、なかなか妥当

性の高い看護診断ができるようにはなりません。なぜならば、「自分で考えて看護診断を行う（自分で看護診断プロセスを踏んで看護診断名を決定する）」ということを行っていないからです。

したがって、妥当性の高い看護診断ができるようになるためには、まず「事例に対する看護診断を自分で行ってみる」、次に「解説をみて自分の行った看護診断の妥当性を検討してみる」という順序で行うことが大切になります。

2　「病棟の記録」を活用して行う場合

看護診断の自己学習方法には、病棟の記録を活用するという方法もあります。この方法で自己学習を行うさいは、次のような方法で行うと学習効果が高まります。

その方法とは、まずは"入院しているまたは入院していた対象の入院時のデータベースに対する看護診断を自分で行ってみる"、次に"すでに行われている看護診断をみて、自分の行った看護診断の妥当性を検討してみる"という方法です。

次では、このような自己学習の方法を具体的に説明していきます。

対象の入院時のデータベースには、すでにデータが記載されていますので、まずは、このデータを活用して、対象に対する看護診断を自分で行ってみる、すなわち、対象のデータベースを活用して、看護診断プロセスを踏み、対象の入院時の看護診断を自分で行ってみるということをします。方法としては、

① 入院している、または入院していた対象のなかで、自分が看護援助を行うにあたって関心があり、かつ、ある程度データが記載されている事例を選択する（なぜならば、著しいデータ不足があるときは、次の段階の「アセスメントの枠組みごとのアセスメント」ができないからである）。

② 選択した対象の入院時のデータをみる（目的的・系統的、そして意図的にデータが収集されているかどうかを検討する）。

③ ②を受けて、アセスメントの枠組みごとにアセスメントを行う。

④ ③を受けて、統合アセスメントを行い、対象の状態・状況を明らかにする。

⑤ ④から明らかにした対象の状態・状況と同じような状態・状況を指し示す定義になっている看護診断名は何か、もしくは、明らかにした対象の状態・状況と同じような状態・状況

を指し示す看護診断名の定義はどれかという観点で看護診断を選択する(診断仮説の設定)。

⑥ ⑤から明らかにした対象の状態・状況と診断仮説として選択した看護診断名の定義の一致を確認する(診断仮説の検討：定義)。

⑦ ⑥を受けて、明らかになった看護診断の種類(問題焦点型看護診断、リスク型看護診断、ヘルスプロモーション型看護診断)によって、以下のように検討を進める。

問題焦点型看護診断の場合：
明らかにした対象の状態・状況と定義の一致を受けて、診断指標と対象の症状・徴候の複数の一致が確認され、関連因子の一致が確認されたら看護診断の決定。

リスク型看護診断の場合：
明らかにした対象の状態・状況と定義の一致を受けて、危険因子と対象の状態・状況における潜在因子の一致が確認されたら看護診断の決定。

ヘルスプロモーション型看護診断の場合：
明らかにした対象の状態・状況と定義の一致を受けて、診断指標と対象の症状・徴候の一致が確認されたら看護診断の決定。

次は、すでに行われている看護診断をみて、自分の行った看護診断の妥当性を検討してみる、すなわち、自分の行った看護診断プロセスとすでに行われている看護診断プロセスをつき合わせて、自分の行った看護診断の妥当性を検討してみるということをします。方法としては、

① 自分の行った看護診断プロセスを念頭において、すでに行われている看護診断プロセスを丁寧にみる(他の看護師の行った看護診断プロセスを把握する)。

② 自分の行った看護診断プロセスと他の看護師の行った看護診断プロセスをつき合わせて、自分の行った「看護診断」の妥当性の検討を行う(自分の行った看護診断プロセスと他の看護師の行った看護診断プロセスをつき合わせながら、自分の行った看護診断を丁寧に検討していく。その結果、自分の行った看護診断プロセスと解説の看護診断プロセスに相違があれば、その相違が生じたのはなぜなのかを十分に検討す

る)。
③ 入院時の対象の看護診断名を明らかにする(もし、自分の行った看護診断プロセスと他の看護師の行った看護診断プロセスに相違があり、自分の決定した「看護診断名」と他の看護師の決定した「看護診断名」で妥当性の高いのはどちらなのかがわからないときは、自分の見解を明らかにしたうえで、誰かに訊く)。

　このように病棟の記録を活用して自己学習を行うさいの留意点は、他の看護師の行った看護診断プロセスを鵜呑みにせず、自分の行った看護診断プロセスをベースにして、自分の行った看護診断を十分に検討するということです。このような検討を行うことによって妥当性の高い看護診断ができるようになります。

　ただ単に、"このような状態・状況で入院した対象は、このような看護診断名になる"だけで終わってしまう自己学習をいくら積み重ねても、なかなか妥当性の高い看護診断ができるようにはなりません。なぜならば、"自分で考えて看護診断を行う(自分で看護診断プロセスを踏んで看護診断名を決定する)"ということを行っていないからです。

　したがって、妥当性の高い看護診断ができるようになるためには、まずは"入院している、または入院していた対象に対する看護診断を自分で行ってみる"、次に"すでに行われている看護診断をみて、自分の行った看護診断の妥当性を検討してみる"という順序で行うことが大切になります。

付録2　看護診断における中範囲理論の有用性

　中範囲理論とは、妥当性の高い看護診断を行ううえで、知っておいたほうがよい概念です。まずは、理論とは何かをみてみましょう。

　理論とは、「現象を説明し、予測するもの」です。この理論には、ものの見方(看護の見方)を提示する大理論、特定の現象(特定の看護現象)を説明する中範囲理論、具体的な特定の状況(看護に関する具体的な特定の状況)を説明する小理論という3つのタイプがあります。

　このなかで、看護診断を理解し、妥当性の高い看護診断を行ううえで有用な理論は、特定の現象(特定の看護現象)を説明する中範囲理論です。

　ここで、中範囲理論と妥当性の高い看護診断の関係をみてみましょう。

　第3章の5項「看護診断名を理解するためのポイント」の多軸システム「第1軸　診断の焦点」のところで、「診断の焦点」を理解するためには、解剖生理学的な「診断の焦点(身体的な診断の焦点)」は医学書や看護学書で調べるとよいですが、心理・社会的な「診断の焦点」を理解するためには、中範囲理論で調べるとよいと述べたことを思い出してください。

　現在ある「診断の焦点」のなかで、どのような心理・社会的な「診断の焦点」があるのかをNANDA-I看護診断[1]でみてみると、「不安」「愛着」「ボディイメージ」「意思決定」「否認」「コーピング」「レジリエンス」「悲嘆」その他いろいろあります。

　この中の「レジリエンス」を取り上げると、「レジリエンス」という「診断の焦点」についての看護診断は、「レジリエンス障害」「レジリエンス障害リスク状態」「レジリエンス促進準備状態」という3つの診断があり、この看護診断の中核となる概念は「レジリエンス」です。

　したがって、「レジリエンス」とはどのようなことなのかがわからないと、「レジリエンス障害」「レジリエンス障害リスク状態」「レ

ジリエンス促進準備状態」という3つの看護診断は、対象のどのような状態、状況を指し示しているのかがわからないため、これらの看護診断を妥当性高く使えないということになります。

　かつて、次のようなことを聞きました。

　　ある病棟の師長がスタッフナースに、「Aさんはレジリエンス障害リスク状態だと思うから……」と話したときに、スタッフナースから、「レジリエンスって何?」「レジリエンス障害ってどんな状態なの?」という反応があったのだそうです。

　スタッフナースからこのような反応があったのは、「レジリエンス」とはどのようなことなのかがわかっていなかったから、ということができます。一方、師長は、「レジリエンス」とはどのようなことなのかがわかっていたので、Aさんとかかわったときに「レジリエンス障害リスク状態ではないか」と気づいたのです。

　このことから明らかなように、対象の状態・状況に対して、「診断の焦点」についての知識をもっているとみえることが、知識のない人にはみえないということになります。

　また、次のようなこともありました。

　　人工肛門を造設した人(Eさん)の退院指導がなかなかすすまないという状況があり、このとき、Eさんは、「こんなところから便が出るなんて。まだ、みてもいないし、触ってもいない」「退院後どうしたらいいかという話はまだ、いいです」といっていたのだそうです。

　このような状況に対しての看護診断は「自尊感情状況的低下」としていました。そこで、この看護診断の「診断の焦点」は"自尊感情"であるため、自尊感情とはどんなことをいうのかを訊いてみると、よく理解できていないようでした。そこで、「自尊感情とは、自分に価値があるとか、ないとかの自己価値を意味しているが、Eさんは、人工肛門を造ったために自己価値が低下したということでいいですか?」と問うと、「自己価値は低下していない。人工肛門を受け入れられず、みることができないという状態なんです」ということで、最終的には「ボディイメージ混乱」になりました。

　このことからも、「自尊感情」「ボディイメージ」という「診断の焦点」についての知識をもっていると初めから「ボディイメージ混乱」とした可能性は高いです。なぜならば、「ボディイメージ」は、自分

の身体外観をどう捉えているかということであり、「自尊感情」は、自己価値をどう捉えているかということであるため、これがわかっていれば、Eさんの状態は、「ボディイメージ」関係の看護診断になりそうという目星がつくからです。

以上の例から、中範囲理論と妥当性の高い看護診断の関係が理解できたと思います。

最後にもう1事例、「診断の焦点」がわかれば、妥当生の高い看護診断ができるということをお示しします。

状　況：

家族の誰かにまもなく死が訪れようとしており、家族が嘆き悲しんでいます。

この場合、現在の家族の状態・状況を理解し、現在の家族の状態・状況に対して妥当性の高い看護診断を行うためには、中範囲理論「悲嘆」の活用が有用です。

そこで、次では、この例を用いて現在の家族の状態・状況を理解し、現在の家族の状態・状況に対して妥当性の高い看護診断を行ううえでどのように中範囲理論は有用なのかをみてみましょう。

中範囲理論「悲嘆」の概念(悲嘆とは何で、悲嘆反応にはどのような現象があるのか)がわかると、「悲嘆」とは、どのようなことなのかがわかります。このように「悲嘆」の概念がわかると、「悲嘆」に関する看護診断「悲嘆」「悲嘆複雑化」「悲嘆複雑化リスク状態」の指し示す対象の状態・状況がわかりやすくなります(ただし、「悲嘆複雑化」「悲嘆複雑化リスク状態」の指し示す対象の状態・状況がわかるためには、"第3軸　判断"である「複雑化」の理解も必要になります)。

また、中範囲理論「悲嘆」の概念がわかっていると、「悲嘆」のさいは、どのような現象が生じるのかがわかるため、「家族の誰かにまもなく死が訪れようとしており、家族が嘆き悲しんでいる」現象をみたときに、この「嘆き悲しんでいる」状態は正常なのか異常なのかの判断ができ、この判断と前述した「悲嘆」に関する看護診断名「悲嘆」「悲嘆複雑化」「悲嘆複雑化リスク状態」の指し示す対象の状態・状況の理解を併せて看護診断を検討すると、妥当性の高い看護診断を行うことが可能になります。

以上の例から、妥当性の高い看護診断を行ううえで、中範囲理論は有用であり、知っておいたほうがよい概念であるといえます。

引用文献
1) T. ヘザー・ハードマン、上鶴重美 編、"NANDA-I 看護診断―定義と分類 2018-2020"、医学書院(2018)、p.110、112.

索　引

あ

アセスメント　11, 15, 50, 51, 95, 98
　——の視点　16
　——の焦点　16
　——の手続き　124
　——の目的　16
　——の枠組み　21, 38
　　——が指し示す対象をみる側面に焦点があたっているデータ分析例　39
　　——が指し示す対象をみる側面に焦点があたっていないデータ分析例　39
　　——に分類されている看護診断　101
　　——の指し示す対象をみる側面　99
　　ゴードンの「——」と「収集されるデータ例」　25
　　ゴードンの「機能的健康パターン」の——　24
　　ゴードンの『機能的健康パターン』の各——が指し示す対象の側面　26
　　ヘンダーソンの「——」と「収集されるデータ例」　23
　　ヘンダーソンの『看護の基本となるもの』の——　22
　　ロイの「——」と「収集されるデータ例」　23
　　ロイの『ロイ適応看護モデル』の——　22
　妥当性の高い——のポイント　122
　妥当性の高い——を行うためのデータ収集　98
　妥当性の高い看護診断を行うための——のポイント　97
　データベースの各アセスメントの枠組みにおける——　92
　分析的——　38, 43
「アセスメント」→「診断」　7, 13, 14
胃がん末期（入院時の看護診断プロセス）　146
意図的なデータ収集　33, 51, 85, 99
　援助が必要と思われる対象の特定の状態・状況に焦点をあててデータ収集を行うときの——　33
　データベースを活用してデータ収集を行うときの——　33
意図的に収集したデータがある場合とない場合の結論の違い　35
栄養-代謝パターン　26, 102
　成人の場合　28
　乳児および幼児の場合　29
援助が必要と思われる対象の特定の状態・状況に焦点をあててデータ収集を行うときの意図的なデータ収集　33

か

価値-信念パターン　26, 28
活動-運動パターン　26, 27, 103
看護過程　1, 11, 50, 51
　——の構成要素　2, 12
　　——の相互関係　13
　——のなかの看護診断の位置づけ　53
　看護実践と——の構成要素の関係　11
看護診断　2, 54, 56, 93, 95, 122, 123
　——として問題を表現するプロセス　122
　——として問題を明確にするプロセス　69
　——に馴染んでいくプロセス　5
　——によって看護援助が決定される例　108
　——の考え方　8
　——の決定　89, 126
　——の思考プロセス　1
　——の自己学習方法　167
　——の種類（タイプ）　122, 124
　——の定義　2, 54
　——の表現方法　122
　——を行うさいの「NANDA-I 看護診断」の要素の活用方法　75
　——を説明するさいの要素　122

――を用いる意義　122
　アセスメントの枠組みに分類されている――
　　　101
　看護過程のなかの――の位置づけ　53
　看護問題と――の考え方の比較　6
　看護問題と――の共通点　69
　看護問題と――の相違点　70
　看護問題と――の表現例　3
　「健康知覚-健康管理パターン」に分類されている
　　――　101
　「自己知覚-自己概念パターン」に分類されている
　　――　101
　妥当性の高い――　55, 122, 123
　　――を行うためのポイント　97
　　――を行う必要性　107
　「排泄パターン」に分類されている――　101
　ヘルスプロモーション型――　57, 58, 88,
　　94, 96, 117, 124, 127
　　――の表現方法　60
　問題焦点型――　57, 87, 93, 96, 117, 124,
　　126
　　――の表現方法　61
　「役割-関係パターン」に分類されている――
　　　101
　リスク型――　57, 58, 88, 93, 96, 117, 124,
　　127
　　――の表現方法　60
看護診断プロセス　84, 122
　――の手続き　105
　――を十分に踏まない　105
　――を理解するうえで必要となる知識　71
　診断仮説が複数あがった場合の――　90
　統合アセスメントの入らない――　90
　統合アセスメントの入る――　84
　入院時の――　91, 129
　　胃がん末期　146
　　糖尿病　139
　　肺炎　131
　入院中に生じた援助が必要と思われる対象の状態・
　　状況に対する――　94
看護診断名
　――の指し示す対象の状態・状況の共通理解例
　　　64
　――を用いる意義　61

　表現の困難な対象の状態・状況を――で表現する例
　　　65
看護の概念枠組み ➡ アセスメントの枠組み
看護目標の達成度　14
看護問題（➡ 診断もみよ）　2, 47
　――と看護診断の考え方の比較　6
　――と看護診断の共通点　69
　――と看護診断の相違点　70
　――と看護診断の表現例　3
　――として問題を表現するプロセス　122
　――として問題を明確にするプロセス　69
　――の考え方　7
　――の種類　52
　実在型の――　48, 52
　ヘルスプロモーション型の――　48, 52
　リスク型の――　48, 49, 52
関連因子　73～75, 81, 125
　――の活用例　82
関連する状態　84, 125
危険因子　73, 75, 82, 125
　――の活用例　83
急　性　117
類（クラス）　118
計　画　12
　――の妥当性　14
「計画」→「実施」　13
系統的なデータ収集　16, 41, 51, 85, 98
健康状態に対する反応　55
　――およびそのような反応への脆弱性についての臨
　　床判断　123
　――への脆弱性についての臨床判断　55
健康知覚-健康管理パターン　26
　――に分類されている看護診断　101
ゴードン（Gordon, M.）
　――の「アセスメントの枠組み」と「収集されるデー
　　タ例」　25
　――の「機能的健康パターン」
　　――のアセスメントの枠組み　24
　　――の各アセスメントの枠組みが指し示す対象の
　　　側面　26
　　――のデータ収集例　28
　　――を活用したデータ収集　20
コーピング-ストレス耐性パターン　26, 28

さ

時間（第6軸）　110, 117, 128
自己知覚-自己概念パターン　26, 27
　　成人の場合　29
　　乳児および幼児の場合　31
　　――に分類されている看護診断　101
実在型の看護問題　48, 52
実　施　12
「実施」→「評価」　13
収集されるデータ例
　　ゴードンの「アセスメントの枠組み」と「――」
　　　25
　　ヘンダーソンの「アセスメントの枠組み」と「――」
　　　23
　　ロイの「アセスメントの枠組み」と「――」
　　　23
障　害　115
診　断　12, 47, 50, 52
　　――における手続き　47
　　――の種類　48, 52
　　――の状態（第7軸）　110, 117, 128
　　――の焦点（第1軸）　110, 127
　　――の対象（第2軸）　110, 113, 127
診断仮説
　　――が複数あがった場合の看護診断プロセス
　　　90
　　――の検討　86, 126
　　――の設定　86, 93, 95, 126
「診断」→「計画」　13, 73〜75, 80, 125
診断指標　75, 80, 125
　　――の活用例　80
診断名　73〜76, 124, 125
シンドローム　73
心不全（入院中に生じた援助が必要と思われる対象の
　　状態・状況に対する看護診断プロセス）　161
睡眠-休息パターン　26, 27
生命過程に対する反応　56
　　――およびそのような反応への脆弱性についての臨
　　　床判断　124
　　――への脆弱性についての臨床判断　56
セクシュアリティ-生殖パターン　26, 28
切迫早産の可能性（入院中に生じた援助が必要と思わ
れる対象の状態・状況に対する看護診断プロセス）
　165

た

第1軸　診断の焦点　110, 127
第2軸　診断の対象　110, 113, 127
第3軸　判断　110, 114, 127
第4軸　部位　110, 116, 128
第5軸　年齢　110, 116, 128
第6軸　時間　110, 117, 128
第7軸　診断の状態　110, 117, 128
対象の状態・状況を明らかにするさいの4つのパター
　ン　42
大腸がん（入院中に生じた援助が必要と思われる対象
　の状態・状況に対する看護診断プロセス）
　157
多軸システム　109, 122
妥当性の高いアセスメント
　　――のポイント　122
　　――を行うためのデータ収集　98
妥当性の高い看護診断　55, 122, 123
　　――を行うためのポイント　97
　　――を行う必要性　107
中範囲理論　172
　　――の有用性　172
定　義　73〜76, 124
　　――の活用例　77
データ収集　17, 18, 84, 125, 126
　　――における手続きの順序　17, 18
　　――における手続きのポイント　36
　　――の段階　15, 92, 95
　　　――における手続き　15
　　――の目的　17, 19, 21, 51
　　――の明確化　17, 18
　　意図的な――　33, 51, 85, 99
　　系統的な――　16, 41, 51, 85, 98
　　ゴードンの「機能的健康パターン」の――例
　　　28
　　ゴードンの「機能的健康パターン」を活用した――
　　　20
　　妥当性の高いアセスメントを行うための――
　　　98
　　ヘンダーソンの『看護の基本となるもの』を活用し

──た── 19
　　目的的な── 15, 16, 41, 51, 84, 98
　　ロイの『ロイ適応看護モデル』を活用した── 20
データ収集項目 32
データの判断基準 37
データ分析 41, 51, 85, 125, 126
　　──の段階 15, 92, 95
　　──における手続き 36
　　アセスメントの枠組みが指し示す対象をみる側面に焦点があたっている──例 39
　　アセスメントの枠組みが指し示す対象をみる側面に焦点があたっていない──例 39
データベース
　　──の各アセスメントの枠組みにおけるアセスメント 92
　　──を活用してデータ収集を行うときの意図的なデータ収集 33
統合アセスメント 51, 86, 93, 126
　　──における手続き 43
　　──の記述例 46
　　──の入らない看護診断プロセス 90
　　──の入る看護診断プロセス 84
　　──の方法 44, 45
糖尿病（入院時の看護診断プロセス） 139
領域（ドメイン） 118

7つの軸 109, 118, 122
『NANDA-I 看護診断』
　　──使用に関する国際的留意事項 62
　　──における領域・類・看護診断の関係 118
　　──の種類（タイプ） 56
　　──の説明パターン 71
　　──の表現方法 59
　　──を説明するさいの要素 71, 72
　　──を説明するさいの要素の定義 73
　　看護診断を行うさいの──要素の活用方法 75
入院時の看護診断プロセス 91, 129
入院中に生じた援助が必要と思われる対象の状態・状況に対する看護診断プロセス 94, 154
　　心不全 161
　　切迫早産の可能性 165
　　大腸がん 157
　　脳梗塞 154
　　脳腫瘍 163
　　肺がん 159
認知-知覚パターン 26, 27, 103
　　成人の場合 29
　　乳児および幼児の場合 30
年齢（第5軸） 110, 116, 128
脳梗塞（入院中に生じた援助が必要と思われる対象の状態・状況に対する看護診断プロセス） 154
脳腫瘍（入院中に生じた援助が必要と思われる対象の状態・状況に対する看護診断プロセス） 163

は

肺炎（入院時の看護診断プロセス） 131
肺がん（入院中に生じた援助が必要と思われる対象の状態・状況に対する看護診断プロセス） 159
排泄パターン 26, 27
　　──に分類されている看護診断 101
ハイリスク群 84, 125
判断（第3軸） 110, 114, 127
　　現段階における── 116
非効果的 115
評価 12
表現の困難な対象の状態・状況を看護診断名で表現する例 65
部位（第4軸） 110, 116, 128
分析的アセスメント 38, 43
ヘルスプロモーション型看護診断 57, 58, 88, 94, 96, 117, 124, 127
　　──の表現方法 60
ヘルスプロモーション型の看護問題 48, 52
ヘルスプロモーション反応 59
ヘンダーソン（Henderson, V. A.）
　　──の「アセスメントの枠組み」と「収集されるデータ例」 23
　　──の『看護の基本となるもの』
　　　　──のアセスメントの枠組み 22
　　　　──を活用したデータ収集 19

ま

慢性　*117*
目的的なデータ収集　*15, 16, 41, 51, 84, 98*
問題焦点型看護診断　*57, 87, 93, 96, 117, 124, 126*
　——の表現方法　*61*

や

役割-関係パターン　*26, 27*
　——に分類されている看護診断　*101*

ら

リスク型看護診断　*57, 58, 88, 93, 96, 117, 124, 127*
　——の表現方法　*60*
リスク型の看護問題　*48, 49, 52*
臨床判断　*54*
　健康状態に対する反応への脆弱性についての——　*55*
　生命過程に対する反応への脆弱性についての——　*56*
ロイ（Roy, S. C.）
　——の「アセスメントの枠組み」と「収集されるデータ例」　*23*
　——の『ロイ適応看護モデル』
　　——のアセスメントの枠組み　*22*
　　——を活用したデータ収集　*20*

滝島紀子（たきしま のりこ）
千葉大学教育学部（特別教科看護教員養成課程）卒業。明星大学人文学研究科教育学専攻修了。東京大学医学部附属病院、杏林大学医学部付属看護専門学校、日本赤十字看護大学、東海大学健康科学部看護学科を経て、現在、川崎市立看護短期大学教授。

看護過程から理解する看護診断 改訂3版

平成31年2月25日　発行

著作者　滝　島　紀　子

発行者　池　田　和　博

発行所　丸善出版株式会社
〒101-0051 東京都千代田区神田神保町二丁目17番
編集：電話(03)3512-3261／FAX(03)3512-3272
営業：電話(03)3512-3256／FAX(03)3512-3270
https://www.maruzen-publishing.co.jp

© Noriko Takishima, 2019

組版印刷・製本／藤原印刷株式会社

ISBN 978-4-621-30368-9　C 3047　　　Printed in Japan

JCOPY　〈(社)出版者著作権管理機構 委託出版物〉

本書の無断複写は著作権法上での例外を除き禁じられています．複写される場合は，そのつど事前に，(社)出版者著作権管理機構（電話03-5244-5088, FAX 03-5244-5089, e-mail：info@jcopy.or.jp）の許諾を得てください．